U0293638

国家古籍出版

专项经费资助项目

100 种珍本古医籍校注集成

不知医必要

清·梁廉夫　撰

黄　鑫　校注

中医古籍出版社

图书在版编目（CIP）数据

不知医必要/（清）梁廉夫撰；黄鑫校注 . –北京：中医古籍出版社，2012.6

（100种珍本古籍校注集成）

ISBN 978 - 7 - 80174 - 954 - 3

Ⅰ.①不… Ⅱ.①黄… Ⅲ.①方书 Ⅳ.①R289.5

中国版本图书馆 CIP 数据核字（2011）第 013079 号

100种珍本古医籍校注集成

不知医必要

清·梁廉夫　撰

黄　鑫　校注

责任编辑　贾萧荣

封面设计　陈　娟

出版发行　中医古籍出版社

社　　址　北京东直门内南小街16号（100700）

印　　刷　北京金信诺印刷有限公司

开　　本　850mm×1168mm　1/32

印　　张　8

字　　数　148千字

版　　次　2012年6月第1版　2012年6月第1次印刷

印　　数　0001~3000册

书　　号　ISBN 978 - 7 - 80174 - 954 - 3

定　　价　16.00元

《100种珍本古医籍校注集成》专家委员会

主　任　曹洪欣

副主任　崔　蒙　柳长华

委　员（按姓氏笔画为序）

马继兴　王玉兴　王者悦　王振国

朱建平　伊广谦　刘从明　刘宏岩

刘国正　刘保延　李经纬　邱德文

余瀛鳌　郑金生　孟庆云　黄龙祥

黄璐琦　常　暖　梁　峻　梁菊生

蒋力生　裘　俭　潘桂娟　薛清录

《100种珍本古医籍校注集成》编委会

序　一

中医药是中华民族的瑰宝，在我国各族人民长期的生产生活实践和与疾病作斗争中逐步形成并不断丰富发展，为中华民族的繁衍昌盛做出了重要贡献。作为中国特色医药卫生体系的重要组成部分，至今仍在维护人民健康中发挥着独特作用。中医药天地一体、天人合一、天地人和、和而不同的思想基础，整体观、系统论、辨证论治的指导原则，以人为本、大医精诚的核心价值，不仅贯穿于中医药对生命、健康和疾病的认知理论和防病治病、养生康复的临床实践，而且深刻地体现了中华民族的认知方式、价值取向和审美情趣，具有超前性和先进性。随着健康观念变化和医学模式转变，中医药越来越显示出其宝贵价值、独特优势和旺盛的生命力。

中医药古籍作为保存和传播中医药宝贵遗产的知识载体，记载了几千年来医药学家防病治病的临床经验、方药研究成果和医学理论体系，是不可再生的珍贵资源，是中医药学继承、发展、创新的源泉，具有重要的历史、文化和科学价值。但是由于种种原因，中医药古籍的保护、整理与利用状况令人担忧。这些珍贵的典籍有的流失海外，国内已不存；有的尘封闭锁，不为人所知所用；有的由于多年的自然侵蚀和保管条件缺乏而面临绝本的危险。抢救和保护好这些珍贵的历史文化遗产已刻不容缓。

国家十分重视中医药古籍的保护、整理和利用。《国务院关于扶持和促进中医药事业发展的若干意见》明确指出，要做好中医药继承工作，开展中医药古籍普查登记，建立综合信息数据库和珍贵古籍名录，加强整理、出版、研究和利用，为做好中医药古籍保护、整理和利用工作指明了方向。近年来，国家中医药管理局系统组织开展了中医药古籍文献整理研究。中国中医科学院在抢救珍贵的中医药孤本、善本古籍方面开展了大量工作，中医古籍出版社先后影印出版了大型系列古籍丛书、珍本医书、经典名著等，在中医古籍整理研究及出版方面积累了丰富的经验。此次，中医古籍出版社确立"100种珍本古医籍整理出版"项目，组织全国权威的中医药文献专家，成立专门的选编工作委员会，多方面充分论证，重点筛选出学术价值、文献价值、版本价值较高的100种亟待抢救的濒危版本进行校勘整理和出版，对于保护中医药古籍，传承祖先医学财富，更好地为中医药临床、科研、教学服务，弘扬中医药文化都具有十分重要的意义。衷心希望中国中医科学院、中医古籍出版社以整理研究高水平、出版质量高标准的要求把这套中医药古籍整理出版好，使之发挥应有的作用。也衷心希望有更多的专家学者能参与到中医药古籍的保护、整理和利用工作中来，共同为推进中医药继承与创新而努力。

中华人民共和国卫生部副部长
国家中医药管理局局长　王国强
中华中医药学会会长

2010年1月6日

序 二

中医药学以临床疗效为基础，在累代实践、认识的观察链条中凝结着珍贵的生命科学知识。这些知识记载在中医药古籍文献中，如震惊世界科技界并获 1992 年中国十大科技成就奖之一的青蒿素就是受距今 1600 多年前晋代医家葛洪《肘后备急方》中记载启示研制成功的。因此可以说，中医药学的创新离不开古医籍文献。换句话说，中医药古籍文献是中医药学发展的源头活水。要想很好地发掘利用中医古文献，其前提就是对其进行整理研究。然而，大量古医籍未得到应有的整理和出版，中医古籍中蕴藏的丰富知识财富未得到充分的研究与利用，极大地影响了中医学的继承发展以及特色优势的保持与发挥。为使珍贵中医典籍保存下来，并以广流传，服务于中医临床、科研及教学，中医古籍的整理、研究及出版具有非常意义。

《国务院关于扶持和促进中医药事业发展的若干意见》指出，中医药（民族医药）是我国各族人民在几千年生产生活实践和与疾病作斗争中逐步形成并不断丰富发展的医学科学，为中华民族繁衍昌盛做出了重要贡献，对世界文明进步产生了积极影响。新中国成立特别是改革开放以来，党中央、国务院高度重视中医药工作，中医药事业取得了显著成就。但也要清醒地看到，当前中医药事业发展还面临不少问题，不能适应人民群众日益增长的健康需求。意见明确提出："做好中医药继承工作。开展中医药古籍普查登记，建立综合信息数据库和珍贵古籍名录，加强整理、出版、研究和利用。"

中医古籍出版社承担的"100 种珍本古医籍整理出版项目"，是集信息收集、文献调查、鉴别研究、编辑出版等多方面工作为一体的系统工程，是中医药继承工作的具体实施。其主要内容是经全国权威的中医文献研究专家充分论证，重点筛选出学术价值、文献价值、版本价值较高的 100 种亟待抢救的濒危版本、珍稀版本中医古籍以及中医古籍中未经近现代整理排印的有价值的，或者有过流传但未经整理或现在已难以买到的本子，进行研究整理，编成中医古籍丛书或集成，进而出版，使古籍既得到保护、保存，又使其发挥作用。该项目可实现 3 项功能，即抢救濒危中医古籍，实现文献价值；挖掘中医古籍中的沉寂信息，盘活中医药文献资料，并使其展现时代风貌，实现学术价值；最充分地发挥中医药古代文献中所蕴含的能量，为中医临床、科研及教学服务，实现实用价值。

当前，中医药事业正处在战略发展机遇期，愿"100种珍本古医籍整理出版项目"顺利进行，为推动中医药事业持续健康发展、弘扬中华文化作出应有的贡献。

中国中医科学院首席研究员 曹洪欣

2011 年 3 月 6 日

4

校注说明

　　《不知医必要》四卷，清·梁廉夫撰，刊于清光绪七年辛巳（1881）。梁廉夫，字子材，清代城厢人。梁氏博学多识，多行善事，于行医治病颇有心得，疗效确切，焦肇骏序中赞其"及遇有疾延诊，视其方无多药数，而一投辄效，若海上仙，未尝不叹翁医理之精，真于此道三折肱也"，"而闻翁所至之处，多活全人，弥信功之不下良相焉。"梁氏鉴于当时世医往往抄用歌诀，执而鲜通，不解其意，不能切中病情，若幸而病愈，不知何药奏效；若病未愈，则以人试药，危险重重。为了便于初学医者掌握医理及用药法则，梁氏取前人所著方论，选择其中辨证鲜明，用药常见者，删繁就简，参以个人行医见解，汇集成编，名曰《不知医必要》。

　　是书以验方辑录为主，涉及内、外、妇、儿各科。每病先论病理、辨证、用药等，后述及各方，论述简明扼要，使人一览，了然心目。卷首简述望闻问切四诊精要，卷一至卷二列内科常见杂病诸方，用治伤寒、咳嗽、黄疸、汗症、痨瘵、疟疾、血症、腰痛、不寐、消渴、耳鼻喉科杂病等。卷三收录内科杂病及儿科诸症用方，用治呕吐、噎膈、呃逆、大便燥结等以及急慢惊、疹症、痘症等儿科常见病方药。卷四分述妇科和外科方药，分述经、带、胎、产疾病用方以及疮疡、瘰疬、疔毒、跌打损伤病症用药。有论有方，内容实用。本书条分缕析，简易详明，所选方药多为历代名方验方，用药方便易得，便于推广使用，有利于不知医者，遇病检阅，按证施方。

本次点校整理以中国中医科学院图书馆馆藏清光绪七年辛巳（1881）刻本为底本，以中国中医科学院馆藏1915年江山奇气楼铅印本为校本，改繁就简，加以句读，横排出版。作凡例说明如下：

1. 各版本不同时，选择采用对校、他校、理校、本校等校勘方法。以对校为主，在此基础上广泛运用他校；谨慎使用本校，理校须提出旁证。原著中冷僻的难读字，采用拼音加直音的方法注音；疑难词句，加以注释；遇有缺笔残字，予以径改，不出注。

2. 诸本目录层次颇为混乱，今参存世诸本，整理目录，集中于书前。凡有文无目，或目录串倒与正文先后不符者，均互据增补，重新编排了总目录，以利查询。

3. 为保持原著风貌，对书中涉及国家禁用的动、植、矿物药，不作删改，仅供参考；对原书使用的旧制计量单位，亦不作改动。

4. 对底本中的俗写字、繁体字，或明显笔误，一律予以改为标准简化字，首字出注，余不注；通假字无论通作借字，抑或本、借字错出，借字一般皆改，页末出注；异体字无论通作异体，抑或主、异体错出，统改作主体，不出注；如遇有缺笔残字，予以径改，不出注。

5. 方名成一段，每方制法、服法、禁忌等自成一段，所论其方机理等酌加分段。

6. 中药名称力求统一，凡书中出现不规范的药物名称（或作异名，或作别字而非异体字者），俱改作正名，如"旋复花"一律改为"旋覆花"；"兔丝子"一律改为"菟丝子"。

本次点校整理工作，承蒙中国中医科学院朱建平研究员悉心指导，特此致谢！

校注者

不知医必要序

医书伙矣，上自《灵枢》《素问》，启发元微。后则张仲景、刘河间、朱丹溪、李东垣诸名贤，以及近世玉路张氏、西昌喻氏、云间黄州二李氏、景岳张氏，类皆各有心传，创立至论。业是者，自当博览详辨，精思审问，以求折衷，临证又复变通，法古而不泥古，夫然后得以知医名，否则皆不得谓之知医也。乃今世之所谓知医者，大都墨守一家，或固执成方，存以方试病之倖心，鲜因病立方之灼见，而不知医者，亦遂敬而听之。其贻误为不少矣。煦甚慨焉，顷阅梁子材先生所辑《不知医必要》一书，悉心批阅，见其条分缕晰，简易详明，俾不知医者，得以遇病检阅，心目了然，按证施方，有所把握，不致为庸庸者所误。此中造福，功德岂有量哉。因捐资亟付手民，寿之枣梨，以传于世。煦不知医，亦勉志鄙见于简端云尔。

光绪七年孟春月旭阶氏岑春煦谨序

1

序

　　子翁先生，仆之莫逆友也。当仆莅贵①任时，见其人有濠台子羽风，非公不至，心焉钦慕之而未敢以琐屑致请也。及遇有疾延诊，视其方无多药数，而一投辄效，若海上仙，未尝不叹翁医理之精，真于此道三折肱也。既而文郎以少年举于乡，并捷南宫，荣膺中书职，而翁亦选授灵川儒学，遂数年不相见，惟以双鲤时通往来，而闻翁所至之处，多活全人，弥信功之不下良相焉。己卯秋，仆适卸布山篆，侨居省垣，翁以所著《不知医必要》编问序于仆。批阅之下，见其中论症显明，选方详慎，知翁诚能博览诸名医之作，而得其窍要，又参以数十年阅历，举凡时疾杂症之纷纭蕃变，无不并蓄兼收，了如指掌，始汇为一编也。记有之，医不三世，不服其药。如翁之少而习，长而安，老而不倦，与三世医无以异，殆所谓括古今之奥旨，成一家之微言者乎。仆本不知医，常因疾求医，非特时医不知翁之简要，即良医亦鲜如翁之审慎也。信之于素，更徵之实，翁之集为是编，无非因疾用药之一言蔽之也。是为序。

　　　　　　光绪五年季秋山左愚弟焦肇骏撰

---

　　① 贵：江山奇气楼铅印本为"临"。

2

自　序

古来医书，自《灵》《素》而下，代有著作。然类皆卷帙浩繁，义理精奥，吾人各有所事，既不能舍己业而习之。一旦有病，不得不托之于医。夫医所以济人也，识有不到，即未免杀人。尝见世之市医，往往抄用歌诀，执而鲜通。幸而病愈，不知何药之投，若未愈，则不惮以人试药，始而轻，继而重，卒至于危而不可救。以父母妻子之性命，误于庸庸者之手而不自知。予甚慨焉。丙午秋，领乡荐后，家居数载。暇时辄取前人所著方论，择其辨症显明，药皆常见者，删繁就简，并参以己见，汇集成编。因遭寇乱，半已散亡。今任莒蓿闲官，谨将所存者检出，失者补之，略者增之，以便人抄录。倘不知医者，诚能家备一书，临症翻阅，庶不至为庸医所误，未尝无小补云。

光绪六年仲秋七十老人子材梁廉夫书于灵川学署

目　　录

2

3

不知医必要

广郁　梁廉夫　子材著
　　　吉祥　嵩生
男　庆祥　善卿　　校字
　　　瑞祥　紫波

要　言

脉理最微，虽聪悟过人，加之细心参考，尚不能尽悉其奥妙。医者动云诊脉知症，此乃谬妄之谈，欺人以取利耳。不知医者，且不必言脉。

临症最要者惟问，问其饮食好凉好热，初病因何而起，曾服何方，服某方合，服某方不合，逐一问明，已得其大概。

凡人平日体质寒者，所得之病多寒。体质热者，所得之病多热。试看嗜酒之人，阳脏则酒气上升而为热，阴脏则水气下降而为寒，可知热因热化，寒因寒化矣。

实热症，必渴欲饮水，目有眵，唇红，口气臭，舌燥，微有黄苔，甚则起芒刺，或黑而焦，小便短赤，大便干结，尿管痛涩，形色声音壮厉。不必各样俱全，但见多有可据者，便知其为热。

虚寒症，必喜饮热汤，唇不红，口气不热，舌白无苔，带润，大便溏，小便清长，形色声音微弱。不论何病，看其大小便，最为确据，如大便稀溏，小便清长，断无热症。至于微黄之色，亦不可即以为热。凡人中气不足，或劳心劳力，与阴虚者，小便往往带黄，宜细辨之。

阳症似阴，阴症似阳。或渴欲饮水，多亦不厌者，此火有余也。或饮水只饮些须，不久又饮者，此真阴不足，欲得外水以润之也。虽狂躁谵语，要看其举动有力无力，声音或壮或弱，并问其大便稀结，小便清赤如何，细心辨之，始无所误。

陡然发热，多是感受风寒，即速先服散剂，切不可隐忍，以致邪传入里误事。如未愈，然后审症用药，既免风寒相兼，则见病治病，乃易于调理。

手足之厥，当分阴阳。阴厥者，其指甲带青色，手掌心亦带冷，固宜用四逆、姜、附等药以回阳。若阳厥，则指甲带红色，手掌心必微热，所谓热深厥亦深也，须用凉药，此亦不可不知。

得某病，即翻某病所论，反复细阅，阅毕，又将各方逐一看之。先择平剂煎服，若未愈，热症则服微凉，寒症则服微热，由渐而进，不得初起即用大寒大热之药，以致有误。

病有缓急。倘系缓症，无论男女老幼，俱从缓治，不可望速，遽用峻剂，以免有误。小儿脏腑柔嫩，易于

2

变症，用药尤不得猛浪，如应用干姜，只先用煨姜一二片，应用黄连、栀子，只先用连翘、石斛之类，慎之志之。

大黄、朴硝、附子、干姜，一大寒，一大热，误用则易杀人。然有时既有是症，必用是药，始能挽回者。临症者要有胆有识，事乃有济。

有病最忌家人误听旁言，说某人服某药愈，暗地与食。殊不知人有老少强弱，病有新久虚实之不同，药物杂投，往往至于害事。

医道无穷尽，愈学愈见其难，愈阅历愈知其险。乃市医往往大言，不论何症，动云包医，冀徼幸以取利。若遇此辈，不妨明言，有赏有罚，以缄其口，免至病家为其所惑。

坊间所刊医方，或将方刊入善书，自是一片婆心，但其人本不知医，因偶然愈病，遂执为定论，不可尽信。如中风脱症，口开手撒，用皂角、明矾，服之必死；痢症概用黄连，寒痢服之，亦必死。其余误者尚多，不能枚举。

川芎系血中气药，亦补散方内所常用。乃此药能脱人真气，用之不过钱余、二钱，至三钱而止。乃医方妇科内，竟有用至五钱、七钱之多，阴受其害者，虽死不知也。慎之。

黄芪虽补气，气滞者忌之。白术、甘草虽补脾，中满者忌之。半夏虽能降逆，口干与阴虚者忌之。当归虽补血，其性带滑，便溏者忌之。牛膝虽益精强阴，以其

3

能通经堕胎，孕妇忌之。素有梦遗之症者，亦忌之。疮科催脓，痘科行浆，忌白术之燥脾，茯苓之渗湿，余药非常用者，所忌不尽述。

凡人在家，则有父母妻子，出外或宦游经商，孰能无一时之病。至有病而托性命于庸医之手，念之殊足寒心。置是书则不至为其所害。

居家宜做木拖箱一只，约可载药三二十味，内开通火路，春夏则用火焙之。倘遇急症，取携甚易，可便己，亦可救人。

望　色

凡病皆现于舌，能辨其色，症自显。然舌尖主心，舌中主脾胃，舌边主肝胆，舌根主肾。试举伤于风寒者言之，如其津液如常，口不燥渴，虽或发热，尚属表症。若舌苔粗白而滑，邪已入里，此时不辨滋味矣，药宜兼用半夏、霍香。迨粗白而转黄色，邪已化火，宜加黄芩。热甚则变黑，胃火甚也，宜加石膏。如黑而燥裂，则仍用石膏、知母、麦冬、花粉之类以润之。厚苔渐退，而舌底红色者，火灼水亏也，用生地、麦冬、沙参、石斛以养之。此表邪传里者然也。黑苔之不同有二：如黑而焦裂，起芒刺者，为火极似炭之热症。黑而有水，软润而滑者，为水来克火之寒症。又蓝为黑之变色属寒，紫为红之变色属热，此皆伤风寒症之辨法。舌

4

中苔厚而黑燥，起芒刺，惟时疫发瘢与伤寒之症乃有之。宜用生地、天麦冬，并重用石膏方可。若看杂症之法，其脾胃虚寒者，则舌无苔而润，甚者连唇口面色俱痿白。此或泄泻，或受湿，乃脾无火力，宜用四君，加木香、干姜、大枣以振之。虚甚欲脱者，加附子、肉桂。脾热者，舌中苔黄而薄，宜用黄芩。心热者，舌尖必赤，甚者起芒刺，宜用黄连、麦冬、竹卷心。肝胆热者，舌边赤，或起芒刺，宜用柴胡、黑山栀。其舌中苔厚而黄者，胃微热也，宜用石斛、花粉、知母、麦冬之类。如满舌红紫色而无苔者，此名绛舌，属肾虚。更有病后绛舌，发亮而光，或舌底嗌干而不欲饮冷，此皆肾水亏极，宜大剂六味地黄汤、左归饮，或加肉桂以救其津液。至舌肿胀与重舌、木舌，均属热甚之症。

闻　声

古人何以闻声而知病，盖诊脉时而呻吟者，痛也。言迟而謇①涩者，风痰也。声如从瓮中出者，中气有湿也。言将终乃复言者，气弱不相续也。衣被不敛，言语不避亲疏者，神明之乱也。出言懒怯，先轻后重者，内伤中气也。出言壮厉，先重后轻者，外感邪盛也。攒眉呻吟，苦头痛也。呻吟不能行起，腰足痛也。叫喊以手

---

① 謇：原作"蹇"，"蹇"通"謇"，下同。

按心，中脘痛也。摇头而呻，以手扪腮，唇齿痛也。诊脉时呼气者，郁结也。扭而呻者，腹痛也。形羸声哑，咽中有肺花疮，痨瘵之难治也。猝然暴哑者，风痰伏火，或暴怒叫喊所致也。声嘶血败者，久病不治也。坐而气促，痰火为哮也。久而气促者，病危也。中年人声浊者，痰火也。诊脉时独言独语，首尾不应者，思虑伤神也。气促喘急，不足以息者，虚甚也。平人无寒热，短气不足以息者，是痰与火也。新病闻呃，非火逆，即寒呃也。久病闻呃，胃气欲绝也。若伤寒坏症，声哑为孤惑，上下唇有疮，虫食其脏与肛也。大抵诸病，总要声音清亮，不异平时者为吉。

问　症

凡看病必须问其起于何日，日少为新病多实，日久为旧病多虚。问其曾食何物，恐或伤肉食，或伤米面之食，当分而治之。问其有怒劳房欲否，怒则伤肝，劳则内伤元气，房事则伤肾。问初起是何病，发热、头痛、恶寒，则属外感。心腹疼痛，及泻痢等症，则属内伤。问后变何病，痢变泻变疟为轻，泻变痢则重也。闻口渴思饮否，不渴则内无热也。口渴欲饮，则是有热也。问喜冷喜热，喜饮热为寒，喜饮冷为热也。问口中何味，如苦则热，咸则寒，虚则淡，酸则伤食。甘则热，或成疳也。问思食否，伤食则不思食。惟杂症思食，为有胃

6

气则生。绝食，为无胃气则死也。问五味中爱食何味，如爱甘则脾弱，爱酸则肝虚也。问其胸中胀不胀，胀则不宜补，不胀则不宜泻也。问腹内有无痛处，无痛则病不在内，主虚。有痛恐或食积、痰积、气滞之类，可按者为虚，拒按者为实也。问足冷暖如何，足暖阳病，足冷阴病。倘乍冷乍温，大便结则属阳，大便如常则为虚症。问其平日劳逸，喜怒忧思，及素食何物，劳则气散，逸则气滞，喜则伤心，怒则伤肝，忧伤肺，恐伤肾，思虑伤脾胃，食厚味则生痰，醇酒则发热也。问真有寒热否，欲以辨其表里，或外感，或内伤，或阴虚，或阳虚也。问其有汗无汗，头身之痛不痛，欲察真表里。表症固有可征，里症亦必有内应之可验也。种种问法，实为活人之捷径。

观　形

凡看病之法，验其口鼻之气，可以知内伤外感，观其身体动静，可以定在表在里。盖口鼻者，气之门户也。外感为邪气有余，邪有余则口鼻之气粗，疾出疾入。内伤为正气虚弱，气虚弱则口鼻之气微，徐出徐入。此决内外之大概也。若夫身体动静，亦有表里之分。如发热静而默默者，此邪在表也。动而躁及谵语者，此邪在里也。而里症之中，复有阴阳之别。其向里而睡者阴也，向外而睡者阳也。仰睡者多热，覆睡者多寒也。伸脚者为热，蜷脚者为寒也。又须看其受衣被与否，如衣被全盖，手足不露，身必恶寒。既恶寒，非外感，即寒邪直中也。揭去衣被，扬手露脚，身必恶热。既恶热，则邪已入腑矣。此以身体动静，定其寒热也。然更有阳极似阴，其人衣被全覆，昏昏而睡者。阴极似阳，假渴烦躁，欲坐卧泥水中者。此乃真热假寒，真寒假热之症，尤不可以不辨。

不知医必要卷一

广郁　梁廉夫　子材著

吉祥　嵩生

男　庆祥　善卿　校字

瑞祥　紫波

伤　风

此症由外感风邪，初起觉微凉畏风，旋即发热，或鼻塞声重，或头痛身痛，或邪连阳明而口渴，或邪侵少阳而寒热往来。速即照方服药一剂，未愈再服一剂。避风寒，忌口，慎起居。邪无有不退。若隐忍迟滞，且食油腻，以致留邪不去。庸医治之，每多受害。凡平日无病，陡然发热，热无停止者，即是伤风。微汗则热退，无汗则复热者，仍是外感之邪，犹未解。芩连知柏等寒凉，并神曲、山楂、麦芽，各消导之药，一则使邪凝不散，一则能引邪入里。初伤风时，切不可服。邪未传里，则舌无苔，有热仍当发散。如已传里，则舌苔粗白，渴欲饮水，宜服葛根汤。舌苔白而转黄，则加黄芩，至黄而转黑，或起芒刺，烦躁大渴，宜服人参白虎汤。大便秘结，小腹胀满，则服小承气汤。风寒俱从背俞而入，无论春夏秋冬，俱宜著背心以护之。若严寒时节，所缝棉衣，此处棉须加厚，庶免伤风伤寒之患。养生者其慎之，而年老及虚弱人，更不可忽。

伤风列方

苏叶汤_散 治伤风发热。

苏叶 防风 川芎各一钱五分 陈皮一钱 甘草六分

加生姜二片煎。如嫌甘草微凉，则用蜜炙，以下同。

羌活汤_散 治风邪发热，兼肩背痛，或腰及手足痛者，亦宜。

羌活 防风 川芎 秦艽各一钱五分 甘草六分

加生姜二片煎。

葛根汤_{散微凉} 治风邪发热兼渴。

柴胡一钱五分 葛根二钱 党参生，去芦 防风 荆芥各一钱五分 甘草六分 生姜二片

二陈羌活汤_散 治风邪发热，兼鼻塞声重，或流清涕。

防风 羌活 茯苓 半夏制，各一钱五分 陈皮 川芎各一钱 苍术米泔水浸，七分 甘草六分

加生姜三片煎。

冲和汤_散 治感冒风湿，头目不清，鼻塞声重，倦怠欠伸出泪。

苍术米泔水浸 荆芥各一钱五分 炙草七分

10

加生姜二片煎。

二陈杏仁汤散 治风邪发热，兼咳嗽。

防风 荆芥 茯苓 半夏制，各一钱五分 陈皮 桔梗各一钱 杏仁二钱，杵 甘草六分

加生姜二片煎。

参归荆防汤散兼补 治风邪发热，平素身体虚弱者。

党参炒，二钱 陈皮一钱 防风 归身 荆芥各一钱五分 炙草六分 红枣二枚 生姜二片

如头痛，加川芎一钱五分。大便溏，则去当归。

加味小柴胡汤凉散 治寒热往来，无汗者。

柴胡二钱 羌活 党参生 半夏 防风各一钱五分 黄芩一钱 甘草六分

加生姜三片煎。如脏寒者，去黄芩。

甘桔汤散 微凉 治风邪入肺，郁而为热，以致喉干，或喉痛者。

桔梗 甘草各一钱五分 荆芥穗一钱

加生姜二片煎。

伤　寒

此症乃因外感寒邪，四时皆有，惟冬季为正伤寒。盖人因不慎起居，以致阴邪乘虚而入。初病时发热、恶寒、头项痛、腰脊强、身疼、无汗，须速服发散之剂。

11

未愈，则再服。务期身有微汗，则邪从外入者，亦使之从外而出，庶免乎可害。若犹豫隐忍，邪即传经，或循①经传，隔经传，且有合病、并病、两感，病变多端，甚难措手。兹略选数方，得某病，当服某汤，用活法治之，庶或有济。又云伤寒大症，必得良医诊视，方无所误。若无良医，服发散药后，每日惟饮淡姜汤，俟其渐愈，此亦不药当中医之法。至于大小承气等汤，必察其胸腹果满胀，肠胃果燥结，乃可服而下之。如似胀非胀，似满非满，仍不宜服，恐误下或致不救。

伤寒列方

人参败毒加减汤散　治伤寒初起，发热恶寒，头痛腰脊强，身疼无汗者。

党参去芦　羌活　独活　川芎各一钱五分　苏叶一钱五分　防风　藿香各一钱　炙草六分

加生姜三片，葱白三寸煎。

葛根升麻汤散微凉　治邪传胃经，身热目痛，鼻干唇焦不渴。

葛根二钱　升麻　秦艽　荆芥　白芷　赤芍　苏叶各一钱　甘草六分

加生姜二片煎。凡面浮肿而痛者，风也。亦宜此方。

---

① 循：原作"巡"，径改。

小柴胡汤凉　治邪传胆经，耳聋口苦，咽干目眩，胸满胁痛，头有汗，寒热往来而呕。

柴胡二钱　白芍酒炒　半夏制　黄芩各一钱五分　党参去芦　甘草各一钱　生姜二片　红枣二枚

大柴胡汤大寒峻剂　治邪入脾经，腹满而吐，食不下，嗌干，手足自温，或自利，口不渴。

柴胡一钱五分　半夏制，一钱　黄芩　白芍各二钱　枳实一钱　大黄一钱

五苓散微热　治邪止传脾腑，口渴溺赤。

白术净，一钱五分　茯苓三钱　猪苓　泽泻各一钱　肉桂去皮，另炖，三分

如不宜热者，去肉桂。

白虎汤大寒　治邪止传阳明胃腑，谵语，狂乱，燥渴，便闭，自汗，不得眠。

生石膏五钱　知母二钱　甘草二钱　粳米一撮

小承气汤大寒峻剂　治邪传肾经，舌干，口燥，利清水，或欲吐不吐，目不明。病至此已危。

大黄二钱　枳实一钱　厚朴一钱

大承气汤大寒峻剂　治邪传入肝经，小腹满，舌卷囊缩，厥逆，或气上撞心，饥而不欲食。病至此已危极。

大黄三钱　枳实一钱　厚朴一钱　芒硝二钱

附子理中汤大热峻剂　治病初起，寒邪直中三阴，腹冷痛，吐清沫，利清谷，蜷卧，肢冷，囊缩，吐蛔，舌黑而润。

党参去芦，米炒　茯苓各一钱五分　白术净炒　制附子各二钱　干姜炒黄　炙草各一钱　大枣二枚

参归羌活汤散兼补　治虚弱。及老人伤寒初起，发热，恶寒，头痛，身痛，无汗。

党参米炒，去芦，二钱　羌活　独活　当归各一钱五分　川芎　藿香各一钱　炙草七分　紫苏一钱

加红枣二枚，生姜二片，葱白三寸煎。

结胸外治法　伤寒下早则成结胸，亦有不下而亦结胸者。其症心胸胀痛，手不可近。若服陷胸汤，未免太峻，不如用罨①熨之方，较稳。痰积各病亦宜。

葱头连须，一觔　生萝卜五个，若无则用子四两，研碎　老生姜五两

三味共捣烂，略揸②去水。烧酒炒热，用布分作二包，于心胸或胁下痛处，顺熨而又罨之。干则用揸去之水，并酒再炒，轮流熨罨，自能豁然开散，汗出而愈。但不可太热，恐伤皮肤，大便结则兼熨脐腹。

麻黄桂枝汤列方　西北地方多寒，人之肌腠紧密③，必服此二方始愈。

麻黄汤温散　治伤寒初起，发热，恶热，无汗者。

麻黄去根节，一钱　桂枝一钱　杏仁八粒，去皮尖，炒，杵　炙草六分

---

① 罨：音"掩"yǎn，掩盖、覆盖。
② 揸：音"楂"，zhā，用手指撮东西。
③ 密：原作"蜜"，形近而误，据改。

加生姜三片。大枣一枚煎。

桂枝汤散寒　治伤寒初起，发热，恶寒，有汗者。

桂枝　赤芍各一钱五分　炙草一钱

加生姜五片，大枣三枚，煎服后，啜热粥一盅，盖被睡。

咳　嗽

咳嗽之症，惟有外感内伤二者而已。盖外感者，阳邪也。邪自外而入，故治辛温。内伤者，阴病也。阴受伤于内，故治宜甘平。外感之嗽，自上而下，其来速，病在肺。内伤之嗽，自下而上，其来徐，病在肾。又有劳伤之嗽，因汗出，风邪入肺，又复内摇其精，以致精血亏损，则邪不散，痰亦不出，此即劳而干嗽之类也。最难医治，故人不可不慎。

外感咳嗽附湿痰嗽，心胸烦热嗽

苏子汤和　治外感咳嗽。

陈皮　茯苓　前胡　半夏制，各一钱五分　苏子七分
杏仁杵，二钱　甘草六分

加生姜三片煎。如头痛鼻塞，加川芎一钱五分。痰不易出，加当归二钱。年老人尤宜。惟大便滑者，忌用。痰结而黄，平人加黄芩一钱五分。虚寒人，则加姜汁炒贝母。

六安煎加减温散　治外感咳嗽，冬月寒气盛，邪不易散者。

陈皮　茯苓　杏仁杵　前胡各一钱五分　细辛五分　半夏制，二钱　炙草七分　生姜三片

五均汤温散　治外感风寒，鼻塞声重，语音不出，咳嗽喘急，胸满，咽痛者。

麻黄去根节，七分　荆芥一钱　桔梗一钱五分　杏仁杵，二钱　甘草六分

加生姜三片煎。麻黄，须先煎去沫，甘草不用炙。

白术加减汤和　治五脏受湿，咳嗽痰多，气喘身重。

陈皮一钱五分　白术净，二钱　半夏制，一钱　苍术米泔水浸，一钱　茯苓一钱五分　杏仁杵，一钱　炙草一钱　生姜三片

前胡汤微凉　治心胸烦热，咳嗽不利，涕唾稠粘。

前胡　麦冬去心　贝母杵，各一钱五分　桑白皮蜜炙，一钱五分　杏仁杵，一钱　炙草六分　生姜三片

久嗽列方

杏仁丸兼补　治久嗽，及老人咳嗽喘急，不能睡卧。

核桃去壳留衣，一两五钱　杏仁去皮尖，炒，一两五钱

炼老蜜为丸，每只约重三钱，临睡姜汤嚼下。

六君加味汤补　治外感咳嗽，久服散药未愈者。

党参去芦，饭蒸　白术净炒　杏仁杵　半夏制　茯苓各

一钱五分　陈皮一钱　炙草七分

加生姜二片。红枣二枚煎。

止嗽六君汤温补　治老人痰嗽，年久不愈者。

党参去芦，饭蒸　陈皮　核桃去壳留衣，杵　款冬花蜜炙　半夏制　茯苓各一钱五分　白术净炒，二钱　炙甘草一钱

加炮姜七分，北味六分。

内伤咳嗽列方

此症多因酒色劳伤，初起时微嗽，日甚一日，则或为夜热潮热，或为形容瘦减，或两颧常赤，气短喉干，最为难治。有宜暂服凉药者，有宜补水者，有宜补火者，有宜补土以生金者，当因病施治。

泻白散凉　治内伤肺热咳嗽。

桑白皮蜜炙　地骨皮①各四钱　甘草二钱

共研细末，每服一二钱，白汤下。此散服一二料已愈，六七分即止，当思培补，不可过剂。

鳖甲丸微凉　治虚痨咳嗽，耳鸣眼花。

五味子二两　鳖甲炙　地骨皮各一两三钱

炼蜜为丸，如绿豆大。每服四钱，盐汤下。

百花膏和　治虚痨咳嗽不已。

款冬花蜜炙　百合蒸透，焙干

等分，研末，蜜和丸，约每只重三钱，临卧，姜

---

① 地骨皮：江山奇气楼铅印本作"川地骨"。

汤下。

燕窝汤补　治虚痨咳嗽，润肺清金。

沙参二钱　燕窝三钱　百合五钱

共炖烂食。

救肺汤凉补　治虚痨，咳嗽肺燥。

党参去芦　杏仁去皮尖，杵　贝母杵　枇杷叶去净毛，蜜炙，各一钱五分　麦冬去心　生地各一钱　阿胶蛤粉炒珠，二钱　细甘草六分

加味地黄丸补　治虚痨咳嗽。

熟地一两　淮山药七钱　茯苓六钱　萸肉四钱　丹皮二钱　北五味四钱　麦冬去心，三钱　蛤蚧去头足，炙，五钱　泽泻盐水炒，三钱

蜜和丸，如绿豆大，每服四钱，白汤下。

黄芪散补　治虚痨久嗽，唾血之症。

正黄芪饭蒸　真阿胶蛤粉炒珠　糯米炒，各八钱

等分，为末，每早晚，米饮下二钱。

加味六君汤补　治虚痨咳嗽日久，以致粥饭食少者。

党参去芦，饭蒸，二钱　白术净　半夏制　款冬花蜜炙　茯苓各一钱五分　陈皮一钱　北五味六分　炙甘草七分

加生姜二片。大枣二枚煎。

宁肺散劫剂　治咳嗽久，肺气不通，咯唾脓血，自汗，长年不愈者，服之立止。

乌梅肉七分　粟壳去筋膜，蜜炙，二钱

共研细末，乌梅汤下。

干咳嗽列方

贝母丸微凉　治干咳嗽。

川贝母一两五钱

研末，蜜丸，如龙眼大，淡姜汤嚼下。

凤髓膏兼补　治干咳嗽，大能润肺。

淮山药炒　杏仁去皮尖，研　胡桃仁研，各四两

共煎浓，滤去渣，加牛髓、白蜜，各八两，熬将成膏，入磁瓶内，以纸封口，重汤炖一日，取起，冷定，用白汤化服一二匙，早午晚均宜。牛髓即牛骨筒内结成者。

琼玉膏凉　补治虚痨，肺枯干咳嗽，或好酒者，久嗽尤效。

大生地四两　蜜糖四两

共煎浓汁，用绢掠过，待用。云茯苓一两二钱，党参六钱，研极细末，与药汁和匀，入磁瓶内，纸封瓶口，置砂锅水煮一日，取起，埋落地，去透火气，每早晚白汤调下半酒杯，或温酒下亦可。

喘　促

二症相似，而实不同，宜细辨之。切不可混治。喘者，实邪也，病在上焦。或风寒外感，或痰涎内盛，或火炽伤金，或水气乘肺。其人胸胀气粗，声高，息涌，

膨膨然若不能容，惟以呼出为快也。此其病在肺，宜清宜破。促者，虚症也，病在下焦。或精泄之后，或药误之后，或大汗大泻之后，或妇人月期生产之后，气道噎塞，声低息短，皇皇然气若不续，提之不升，吸之不下，劳动则益甚，但得引长一息为快也。此其病在肝肾。真阴亏损，精不化气，则上下不交，非培补本根不可。倘用实症等药，则危在顷刻矣。慎之。

喘症列方

苏子杏仁汤^和　治上气喘急，不得卧。

苏子六分　陈皮　半夏制　桑白皮蜜炙，各一钱五分　桔梗一钱　杏仁杵，二钱　炙草五分

加生姜二片煎。加萝卜子一钱，更验。

萝卜子丸^和　治气壅痰盛，喘急，喘嗽亦宜。

杏仁去皮尖　萝卜子炒

等分，为细末，粥和丸，如绿豆大，每服三钱，白汤下。如食积成痰而喘者，加山楂，神曲炒，栝蒌仁研，制半夏，各一钱五分。

十缩汤^{微峻}　治痰喘不得卧，人扶而坐，一服即安。

半夏制，二钱　皂角炙，八分　炙甘草一钱

加生姜三片煎。孕妇忌服皂角。

小青龙汤^{热散峻剂}　治初感寒邪，心下有水气，发热咳嗽喘急。老人及虚弱者勿服。

麻黄去根节，七分　桂枝一钱　半夏制，二钱　白芍酒

炒，一钱五分　北五味六分　细辛　干姜炒　炙草各五分

人参定喘汤温散　治肺气上喘，喉中有声，坐卧不安，胸膈紧痛，及肺感寒邪，咳嗽声重。

党参去芦，米炒　阿胶蛤粉炒珠　半夏制　桑白皮蜜炙，各一钱五分　麻黄去根节，七分　北五味五分　炙草六分

加生姜三片煎。麻黄先煎去沫。

四磨饮破气　治气逆，胸膈胀满，喘急。

沉香　乌药　枳实　槟榔

用酒磨白汤冲服。党参煎汤，冲服更妥。

杏仁丸兼补　治喘嗽。

胡桃仁去壳留衣　杏仁去皮尖，各七钱

研膏，炼老蜜为丸，如弹子大，每服一丸，细嚼姜汤下。又方以胡桃肉三枚，生姜三片，临卧嚼服，饮汤三四口，再嚼再饮而睡，止嗽无痰。

促症列方

枸杞汤补　治促症。肾主纳气，肾虚则不能吸气归根而短，故用枸杞以补之。只用一味者，任专则效速，较八味地黄丸尤胜。

大枸杞四钱

加生姜一片，大枣二枚煎。

独参汤补　治气虚，气脱，促症，反胃，呕吐，各垂危病，亦宜。

高丽参米拌炒，去芦，一两五钱

浓煎乘热服，日再进，兼以参煮粥食，尤佳。又

方，高丽参二钱，胡桃仁五枚，加姜一片，大枣二枚，煎服。

贞元饮^补 治气短似喘，呼吸促急，气道噎塞，势剧垂危。此乃元海无根，亏损，肝肾子午不交，气脱症也。妇人血海常亏者，最多此病。

熟地七钱　当归三钱　炙草三钱

水煎温服。如兼呕恶，或恶寒者，加煨姜三片。气虚极，加高丽参四钱。肝肾阴虚，手足厥冷，加肉桂六分。

哮　喘

此症原有夙根，胸中多痰，结于喉间，与气相击，随其呼吸，呀呷有声。偶触风寒即发，遇劳亦发。治之者，既发时以攻邪气为主，发后以扶正气为主。

哮喘症列方

麻黄苏子汤^{温散} 治哮喘既发。

陈皮一钱　半夏制　竹黄各一钱五分　麻黄先煎去沫，七分　苏子六分　沉香研末，冲药，四分　细辛五分　炙草六分加生姜二片煎。

苏陈九宝汤^{温散} 治老人小儿素有喘急之症，发则连绵不已，咳嗽哮吼，夜不得卧。

麻黄去根节，先煎，六分　苏叶　陈皮　大腹皮酒洗，

22

各一钱　桂枝七分　薄荷五分　杏仁杵　桑白皮蜜炙，各一钱　炙草五分　乌梅一只　生姜三片

六君贝母丸兼补　治哮喘既发后补方。如虚弱之人，无论已发未发，均宜照服。

党参去芦，米炒　贝母姜汁炒　半夏制，各一两五钱　茯苓一两二钱　陈皮一两　白术净炒，二两　炙草五钱

用竹沥水一茶杯，老生姜汁半茶杯，与各药和匀，晒干后，再和竹沥、姜汁，二次晒干，研细末，炼蜜为丸，如绿豆大，每服三钱，白汤下。

中　风

忽然昏倒，势甚危急，宜分清闭症、脱症，用药切不可混治。

闭症列方

此症忽然昏倒，牙关紧急，两手握固，危在顷刻，皆由真气耗散，脾肾已伤，故肝邪得以侮之。一见此症，速煎姜汤，用竹箸抉开口灌之。如抉不开，以通关散吹入鼻孔，有嚏可救，无嚏难治。以开关散擦牙，其口可开。

通关散　治中风闭症，将散少许吹入鼻内。此散药铺有卖。

生半夏　生南星　薄荷　细辛　皂角

等分，共研细末。

开关散 治闭症牙关紧闭，擦之可开。

生南星一钱　冰片三分　乌梅去核，四只

共研细末。

生姜汤温散　治闭症，初服须抉开口灌。

老生姜五钱

水煎。

四君加味汤兼补　治闭症脾虚者。

党参去芦，饭蒸，三钱　天麻　茯苓　钩藤各一钱五分
白术二钱　炙草一钱

加生姜汁半酒杯冲药服。有痰，加竹沥水半酒杯。如仓猝无竹沥水，即加天竹黄一钱五分。

加减六味地黄汤兼补　治闭症肾水虚者。

熟地五钱　淮山药二钱　黄肉　天麻　茯苓　钩藤各一钱五分

加味，同上。

加味六君子汤兼补　治闭症，口眼㖞斜，偏左者。

党参去芦，饭蒸，二钱　白术净　半夏制　茯苓各一钱五分　陈皮一钱　炙草七分

加竹沥水、姜汁各半酒杯，冲药服，以去经络之痰。或加僵蚕、天麻、羚羊角，以熄风活络。或加附子以固阴，肉桂以通阳，黄芪以胜风。当审病而用之。

加味四物汤兼补　治闭症，口眼㖞斜偏右者。

熟地四钱　当归二钱　白芍酒炒　川芎各一钱五分

加味，同上。

24

八珍汤补　治闭症醒后，宜培补者。

党参去芦，米炒，二钱　白术净二钱　熟地三钱　川芎一
钱　当归　白芍酒炒　茯苓各一钱五分　炙草一钱

加生姜二片，枣二枚煎。

脱　症

此症倏然仆倒，昏不知人，口开手撒，眼合遗尿，
皆由素不能慎，或七情内伤，或酒色过度，或年力衰
迈，气血将离，再有所损，以致阴阳相失，精气不交，
昏仆不醒。此乃阳气暴脱之候也。最危最急，与闭症迥
不相同，切勿混治。一见此症，速即服大剂附子理中
汤，十中或可救一二，迟则气脱。倘灌苏合牛黄等散风
去痰之药，必死。姜汤亦不可服，慎之。若吐沫直视，
摇头上撺，面赤如脂，汗出如珠，筋骨疼痛，即为脱绝
不治之症。

脱症列方

附子理中汤补大热　治中风脱症。

高丽参去芦，炒，四钱　川干姜炒，一钱　白术炒，二钱
附子制，二钱　炙甘草一钱

水煎。如无丽参，则选好党参亦可。

人参鹿茸丸热补　治脱症愈后培补者。

熟地六钱　枸杞隔纸炒，三钱　肉桂去皮，一钱　鹿茸去

毛，酥炙，二钱　附子制，二钱　白术饭蒸，六钱　淮山药姜汁炒，三钱　丽参饭蒸，切炒，二钱　北五味盐水浸炒，二钱麦冬去心，绍酒润，晒干，二钱

　　共研末，炼蜜为丸，如绿豆大，朱砂为衣，每服三钱，米汤下。忌生萝卜、生蒜及芸苔，诸血亦不可食。

风中经络

　　此症忽然倒仆，人事不省，但风从外入，中人肢体，或顽麻不仁，或瘫痪不用，或语言謇涩，或痰涎壅滞，或半身不遂，手足不遂。若觉疼痛，多属风邪。如只麻木不痛，皆由血气之亏。治之宜辨。痹症各方，多可通用。凡为风邪所侵而痛，无论手足腰脊等处，初起速即用羌活二三两，研末酒炒，布包敷之，次日即愈。免至留邪为患，此秘方也。加姜汁一酒杯炒。

风中经络列方

　　秦艽汤散兼补　治风中经络而痛。

　　羌活一钱五分　当归三钱　川芎一钱　熟地三钱　秦艽白芍酒炒　独活各一钱五分

　　如有热，加防己一钱，黄芩一钱五分。有寒，加制附子一钱，肉桂四分。小续命汤，亦治此症。方在痹症内。

　　当归羌活汤散兼补　治风中经络，口眼㖞斜，手足

拘急。

党参去芦，炒，二钱　当归　秦艽　独活　钩藤各一钱
五分　白芍酒炒　羌活各一钱　炙草七分

加生姜三片煎。

养血汤散兼补　治风中经络，血少偏枯，筋脉拘
挛，疼痛。

当归二钱　熟地三钱　白术酒炒，一钱五分　藁本一钱
防风一钱五分　川芎　白芷各一钱　细辛四分

易老天麻汤热散微补　治肢节麻木，手足不遂等
症。

熟地五钱　当归二钱　牛膝酒炒　萆薢　天麻酒炒
羌活各一钱五分　附子制，一钱　生姜二片

黄芪五物汤热补　治半身不遂，或瘫痪不用，其人
心清语謇，舌软无力者。若神气不清，则是痰病。须服
二陈加姜汁、竹沥。虚弱人，则服六君，加姜汁、竹
沥。

炙芪四钱　当归　白芍酒炒　桂枝各一钱五分

加生姜二片，大枣二枚煎。

神效黄芪汤补　治浑身或头面手足麻木不仁，目紧
缩小，及羞明畏日，视物不明。

黄芪酒炒，二钱　党参去芦，炒　白芍酒炒，各一钱　蔓
荆子杵，一钱　陈皮五分　炙草一钱

水煎，临睡热服。凡麻木不仁，虽有热症，不得用
黄柏，惟加黄芪。

黄芪乌蛇酒热补去风　治半身不遂，肌肉消瘦，为

偏枯症。忌用散药，宜服此酒。

正北芪蜜炙，一两　当归七钱　桂枝五钱　乌蛇肉炙，一两五钱　白芍药酒炒，四钱

烧酒浸，早晚随量饮。

暑　症

前人分为阴暑阳暑，未免乱人听闻，而不知畏热贪凉，凉袭于外，则有发热、恶寒、头痛等病。此由静得之，谓之伤风、伤寒。服防风、羌活，诸散药自愈。若夏日炎炎，长途跋涉，人触之则生暑病。此由动得之，谓之伤暑。其症口渴，心烦，头痛，溺赤，身热，汗出不止，胁下有汗，热有停止，四肢困倦，与外感风寒不同，宜辨。

暑症列方

六一散凉　治暑天热伤元气，或身热，或小便短赤，或烦渴欲饮者。此方荡涤邪热，从小便而出。加朱砂三钱，名益元散。使心神不安，藉以镇之，亦佳。二散药铺均有卖。

滑石一两　甘草一钱

共研细末，每服三钱，白汤调下。如无汗，则加香薷一钱。渴欲饮水，加干葛二钱。足冷，则加苍术一钱。俱是水煎开散服，乃虚弱人平稳之方。

香薷饮散　治伤暑热而无汗者。若有汗则非宜。

香薷一钱五分　扁豆杵，二钱五分　厚朴一钱　炙草六分

如两足转筋，加川木瓜一钱五分，茯苓一钱五分。心烦口渴，加黄连五分。但黄连系苦寒之药，平日胃寒者，不可服。香薷乃夏月解表之药，如冬月之麻黄。气虚人亦不可多服，均当因其人之体质而用之。

归葛饮凉补　治阳明温暑时症，大热大渴，津液枯涸，阴虚不能作汗等症。

当归二钱　干葛三钱

水煎，候微温服。不可过热。如大便溏者，勿服当归。

人参白虎汤大寒　治伤暑身热，大渴大汗。兼治赤斑狂躁，渴欲饮水者。

生石膏五钱　知母去毛，二钱　党参去芦，二钱　甘草一钱

加粳米一撮煎。如两足冷者，是暑而挟湿，加苍术一钱五分。此方乃系为壮健人而设，若体质虚寒者，勿服。

生脉散凉补　治热伤元气，肢体倦怠，气短口渴。此是预服以却暑者，或暑病愈后，以此收功，非暑病正方也。

生党参去芦，八钱　麦冬去心，三钱　北味七分

水煎服。俗医误看生脉二字，每用此方以救脉脱。殊不知脉脱由阳气欲散，服此汤是速其死也。必要四逆等汤，乃可挽回。

附中暑症

此症由暑天路途受热，热伤元气，忽然昏仆，不省人事。切不可灌以冷水，冷水入口，即不能救。急以热物熨其脐下，服中暑等方。又暑月身热昏睡，或恐出丹，以生扁豆数粒与食，不知腥味，即是此症。急用生扁豆六钱研汁一小茶杯，滚水冲服，即愈。

中暑列方

茯苓半夏汤和　治中暑忽然昏倒。

制半夏醋炒，四钱　茯苓二钱　甘草二钱

共研末，白汤调下二钱。

蒜子汤温　治同上。

大蒜头三只

捣烂取汁，以白汤冲入，灌之即醒，醒后服益元散。

湿　症

此症头重腰冷，或一身四肢疼痛，在身以上者，要兼散，身以下者，要利小便。大概固然矣。然有寒有热，湿热者多烦渴，小便赤涩，大便秘结，宜清宜利。寒湿者小水清长，大便稀清，宜温宜燥。病各不同，治须分别。

湿症列方

二术二陈汤和　治湿症。

白术净，二钱　苍术米泔水浸　半夏制，各一钱五分　陈皮一钱　茯苓二钱　炙草七分

加生姜二片煎。凡内外之湿，俱用此方主之。外湿加紫苏、防风、干葛、木瓜。内湿加木通、泽泻、砂仁、木香。食积湿加山楂、麦芽、枳实。寒湿加干姜。湿热加黄连、黄芩。热轻者只加连翘。

除湿汤散湿　治中湿身体重，腰腿疼痛，大便溏，小便或涩，或利。

陈皮一钱　半夏制　苍术米泔水浸　白术净炒　茯苓防风　羌活各一钱五分　炙草六分

加生姜三片，红枣二枚煎。寒湿加干姜七分。湿热约加黄连、黄芩各五分。所加轻重，仍因其人之体质用之。

羌活胜湿汤散　治外伤湿气，一身尽痛。

防风一钱　羌活　独活各一钱五分　藁本一钱　荆子杵川芎　炙草各五分

水煎，食后温服。如身重腰痛沉沉然，经有寒也。加酒炒防己五分，制附子五分。

加味四苓散利湿　治湿胜身痛，小便不利而渴。

羌活二钱　白术净　泽泻盐水炒　猪苓　茯苓各一钱五分

如体质寒者，加肉桂三分，或四五分。

肾着汤 _{微热}　治寒湿腰痛，其痛冷重，如带五千钱。此症不渴，小便亦利。

白术净，_{五钱}　苍术米泔水浸，_{一钱}　干姜_{七分}　茯苓_{三钱}

一味白术酒 _{补去湿}　中湿骨节疼痛。

白术净，_{一两}

酒煎频饮。不能饮酒者，水煎亦可。

黄　疸

此症遍身面目皆黄，宜分别阴阳。阳黄者其色带亮，多由外感风湿，内伤酒食，或身有热，或烦渴，或躁扰不宁，或小水赤涩，或大便闭结，清火利小便，热去而黄自退。若系阴黄，其色带暗，总由气血之败，或喜静恶动，或精神困倦，或言语轻微，或畏寒少食，或四肢无力，或大便不实，小水如膏。此与湿热发黄者，反如冰炭，宜速服温补之剂。倘误作阳黄治，无不随药而毙者。

阳黄列方

茵陈四苓汤 ^和　治阳黄无汗，小便短少，惟利小便，使其湿热俱从水道而去。

苍术米泔水浸　茵陈　泽泻_{盐水炒}　猪苓　茯苓各一钱五分

32

如热甚，加栀子杵，一钱。

茵陈苏叶汤散　治阳黄表无汗，而身热者。

紫苏二钱　茵陈二钱

水煎。加酒半杯冲服。

茵陈大黄汤大寒峻剂　治阳黄表有汗，大便闭而腹满者。

生大黄二钱　栀子杵　茵陈各一钱五分

加灯心一团，水煎。

阴黄列方

茵陈五苓汤微热　治阴黄小便不利者。

白术净，二钱　猪苓　泽泻盐水炒　茯苓　茵陈各一钱五分　肉桂四分，去皮，另炖

茵陈姜附汤大热峻剂　治阴黄小便利者。

白术净炒，二钱　附子制，一钱　干姜七分　茵陈一钱五分　肉桂去皮，另炖，三分　炙草七分

茵陈理中汤热补　治阴黄，温脾去湿。

党参米拌炒，去芦　茵陈各一钱五分　白术净，炒二钱　干姜一钱　炙草一钱

茵陈四逆汤大热峻剂　治阴黄，温肾去湿。

制附子　茵陈各一钱五分　干姜　炙草各一钱

痹症痿症

痹与痿，二症相似，而实不同。痹者风寒湿杂至，血气为邪所闭，则病而为痹。治行痹者，散风为主，仍须去寒利湿，而掺以补血之药。盖治风先治血，血行风自灭也。治痛痹者，散寒为主，仍须疏风燥湿，而掺以补火之药，非大辛大温，不能除其凝寒之害也。治着痹者，利湿为主，仍须祛风解寒，而掺以补脾补气药，使土强可以胜湿，而自无顽麻也。提其大纲，约略如此。若夫痿病虽起于肺热，而所重独在阳明。盖肺金体燥居上，主气而畏火。脾土性温居中，主四肢，畏木火能炎上。若嗜欲无节，则水失所养，火寡于畏，而侮所胜，则肺得火邪而热矣。木性刚急，肺受热不能管摄一身，脾受伤则四肢不能为用，而诸痿作矣。治之者，泻南方则肺金清，而东方不实，何脾伤之有。补北方则心火降，而西方不虚，何肺热之有。治痿之法，无出于此。又云：痹病通身疼痛，或麻木不仁。痿病惟两足软弱不能行，麻木亦有之，而全不痛，乃兼气血之虚也。以此辨之，显而易见，不可混治。痿症或不能食，亦当培补脾胃，切不可用风药，及蒸灸之法，用之必危。且要淡滋味，方能保全。

痹症列方

五积散微热兼散　治痹症之实者。

当归一钱　麻黄八分　苍术米泔水浸　陈皮各一钱　厚朴　干姜　枳壳各八分　半夏制，七分　桔梗　茯苓　丽参炒，各五分　川芎四分　白芍酒炒，八分　肉桂去皮，另炖，四分　白芷七分　炙草五分

加生姜三片，葱白三茎煎。

加味二妙丸凉　治湿热为病，两足痹痛如火燎，从两足跗热起，渐至腰胯，或麻痹痿软者。

当归　防己　龟板酥炙　川牛膝盐水炒　苍术米泔水浸，各五钱　秦艽一钱五分　黄柏酒浸晒干，一两　川草薢五钱

酒煮，面和为丸，如绿豆大，每服三钱，淡姜汤下。

羌活胜湿汤散　治外伤湿气，一身尽痛者。

防风　藁本各一钱五分　羌活　独活各二钱　川芎　荆子杵　炙草各五分

如身重腰痛沉沉然，经有寒也。加酒炒防己、附子各五分。

蠲痹汤微热散　治风寒湿三气成痹。

羌活　独活　秦艽各一钱　海风藤三钱　当归三钱　川芎七分　桑皮三钱　制乳香八分　木香八分　肉桂去皮，另炖，四分　炙草六分

又方散兼补　治周痹及手足冷痹，脚腿沉重，或身

体沉重，背项拘急者。此亦名蠲痹汤。

当归二钱　白芍酒炒　黄芪酒炒　姜黄　羌活各一钱五分　炙草六分

加生姜二片，红枣二枚煎。

除湿蠲痹汤散　治风湿痹痛。

羌活　苍术米泔水浸　白术净　泽泻盐水炒　茯苓各一钱五分　甘草六分

加生姜汁、竹沥各半酒杯煎。痛在上者，加桂枝、威灵仙各一钱。痛在下者，加防己、木通、黄柏、牛膝各一钱。

活络饮散微补　治风湿痹痛，诸药不效者。

当归二钱　白术净　羌活各一钱五分　独活　川芎各一钱　炙草六分

加生姜三片煎。热加黄芩一钱。寒加肉桂四分，制附子八分，茯苓一钱五分。

续断丸散凉血　治肝肾受风，风毒流注下部，脚疼痛，不能践地，行步艰难，小便余沥。此药补五脏内伤，调中益气，祛风凉血，兼强筋骨。

防风　羌活　薏米　五加皮　牛膝酒浸　续断各三钱　生地五钱　川杜仲盐水炒，五钱　萆薢四钱

研末，用青盐五钱，川木瓜去皮子，二两酒煎成膏，和丸如绿豆大，每服二钱，淡盐汤或温酒下。

薏米酒散兼补　治脚痹。

白术净，三钱　熟地八钱　牛膝盐水炒，六钱　生薏米一两　防风　独活　杜仲盐水炒　海桐皮各五钱

加五加皮六钱，酒浸一月，每空心服一二杯，常令酒气不断。久之，觉皮肤如有虫行，即风湿散也。

黄芪五物汤 补微热　治身体四肢不仁，为痹症属虚之总方。

黄芪炙　白芍酒炒，各三钱　桂枝一钱五分

加生姜五片，大枣四枚煎。或加当归二钱，羌活、独活各一钱五分。

痿症列方

甘菊汤 补微凉　治痿症，腿足不能起立，能食易饥者。

熟地　淮山药各四钱　元参三钱　甘菊花七钱　白芍酒炒　当归　党参去芦，各二钱　建神曲一钱

水煎。如两足热极者，服加味二妙丸。方在痹症内。

虎潜丸 凉兼补　治痿症，能降阴火滋肾水。

熟地酒炒　黄柏各六钱　知母六钱　川牛膝盐水炒，四钱　龟板炙，八钱　白芍酒炒　当归各四钱　虎胫骨酥炙　琐阳酥炙　陈皮各三钱

加干姜一钱，共研末，炼蜜为丸，如绿豆大，每服三钱，淡姜汤或酒下。

加味四物汤 凉补　治血热阴虚，诸痿，四肢软弱，不能举动者。

熟地三钱　当归　麦冬去心　苍术米泔水浸　黄柏　党参去芦，各一钱　北五味九粒　白芍酒炒　川芎各七分

杜仲_{盐水炒，八分}　牛膝_{盐水炒，五分}　知母二分

水煎，冲酒一杯服。

加味六君子汤_{微凉兼补}　治痿症气虚多痰者。

党参去芦，二钱　陈皮　苍术米泔水浸　黄柏各一钱　白术_净　紫菀　半夏_制　茯苓各一钱五分　炙草七分　生姜三片

加味四劬丸_补　治肾虚肺热，热淫于内，以致筋骨痿弱，不能收持者。

熟地　鹿茸_{酥炙}　木瓜　肉苁蓉_{洗淡}　牛膝　丝饼北味各五钱

炼蜜为丸，如绿豆大，每服二钱，温酒或米饮下。

加味金刚丸_补　治痿病，筋骨软弱。

菟丝饼七钱　牛膝_{盐水炒}　木瓜各五钱　肉苁蓉_{酒洗淡，七钱}　杜仲_{盐水炒，六钱}　萆薢五钱

炼蜜为丸，如绿豆大，每服二钱，淡盐汤下。一方，单用杜仲一两，煎服。

鹿角胶丸_补　治血虚亏损，两脚痿弱不能行动，久卧床褥者。

鹿角胶三两　党参_{去芦，米炒}　熟地各四钱　鹿角霜虎胫骨_{酥炙}　龟板_{酥炙}　白术_{净炒}　川杜仲_{盐水炒，各三钱}　菟丝饼四钱　牛膝_{盐水炒，二钱}　当归五钱　白茯苓四钱

共研末，先将鹿胶，用酒溶化，加炼蜜为丸，如绿豆大，每服二钱，淡盐汤下。

十全大补汤_{温补}　治痿症已久，气血大虚者。

黄芪_炙　党参_{去芦，米炒}　当归　白术_{饭蒸}　白芍_{酒炒}

茯苓各一钱五分　熟地三钱　川芎一钱　肉桂去皮，另炖，四分　炙草七分

加生姜二片，大枣二枚煎。

历节风

此症肢节走痛，痛无定处，皆由其气血本虚，或汗出当风，或劳倦过度，或醉而行房，调护不谨，以致三气之邪，遍历关节而疼痛非常，如虎之咬，故俗人又谓之白虎风。盖其症日轻夜重，遇风雨阴晦而甚者，此阴邪之在阴分也，治宜温热。或得暖遇热而甚者，此湿热伤阴之火症也，宜清宜凉。又云：若筋骨拘滞伸缩不利者，阴虚血燥也。非养其血气不可。大都治法，与痹症略同，须参看。

历节风列方

当归羌活汤散兼补　治历节风症。

当归二钱　川芎一钱　白芍酒炒　羌活　独活各一钱五分　炙草七分

加生姜二片煎。热加黄芩、黄柏各一钱。寒加肉桂四分，制附子六七分，或一钱。小便不利，加茯苓一钱五分。又五积散治历节风初起，兼头痛，恶寒，发热者，为新受之邪，宜服。方在痹症内。

薏苡仁汤温散　治风寒湿流注。手足疼痛，麻痹不

仁，难以屈伸。

当归　白芍酒炒，各一钱五分　苍术米泔水浸，一钱　麻黄去净节，八分　肉桂去皮，炖，四分　薏米三钱　炙草七分

加生姜三片煎。有热去肉桂。自汗去麻黄。

虎骨散温散　治风毒走注。疼痛不定，少得睡卧者。

当归　自然铜醋淬　没药制，另研　苍耳子　血竭另研　骨碎补去毛　赤芍各二钱　虎胫骨酥炙，五钱　白芷一钱二分　川牛膝酒浸　槟榔　五加皮　羌活　明天麻各二钱五分　龟板酥炙，五钱　白附子炮，一钱二分　防风二钱　紫油肉桂去皮，另研，一钱二分

共研细末，每服二钱，温酒调下，或白汤调，加酒一杯亦可。

玉竹汤和　治历节风，久服辛热之药不愈，用此方为柔润熄肝风之法。

生黄芪　阿胶蛤粉炒珠　直僵蚕酒洗　菊花各一钱五分　黑芝麻　蒺藜　当归须各一钱　玉竹一钱五分　炙甘草七分

水煎。凡久病不愈，切不可徒用风药，宜大补气血，用十全大补汤各一钱，加真桑寄生三钱，制附子七分，姜汁、竹沥各半酒杯，冲药服。久病所服之方，所有金银花、刺蒺藜、钩藤等药，均宜加入。

薰洗历节风法

取樟木屑一箩，放大桶内，煮滚水一担倾入，桶边放一高凳，桶内安一矮凳，令病人坐在桶边，脚踏小凳

上，外以草荐或夹被，在病人颈膊处围紧，勿使木气冲上，以致损目。俟水温即洗浴，止痛最速。

鹤 膝 风

此症由风寒湿合痹于膝而成，风胜则走注作痛，寒胜则如锥刺痛，湿胜则肿屈无力，久则膝肿日粗，大腿渐小，痛而无脓，皮色不变，成坏症矣。宜早治之。

鹤膝风列方

大防风汤热补兼散　治三阴亏损，寒湿乘虚内侵，致患鹤膝风、附骨疽等症，初起时即先服此方，又治病后脚膝软痛。此药祛风顺气，活血壮筋骨。

黄芪饭蒸，一钱　白术　净防风　党参去芦，米炒　羌活各一钱五分　杜仲盐水炒　熟地　白芍酒炒　附子制　牛膝盐水炒　当归　川芎各一钱　肉桂去皮，另炖，四分　炙草六分

加生姜三片煎。又五积散治鹤膝风，初起兼发热头痛者，即宜服之。痢后变成者，亦宜。方在痹症内。

二妙散寒　治鹤膝风赤热焮肿，并一切湿热在经，筋骨疼痛者，均宜。

苍术米泔水浸　黄柏酒炒，各一钱五分

水煎。如气滞加行气药，血虚加补血药，痛甚则加生姜汁，热辣服之。

四物加味汤补散 治鹤膝风阴虚者。

熟地四钱 当归三钱 白芍酒炒 羌活 独活各一钱五分 牛膝盐水炒 川芎各一钱 炙草七分

水煎。如有寒，加肉桂四分，制附子六七分，或一钱。

加味四君子汤补散 治鹤膝风阳虚症。

党参去芦，米炒 茯苓 羌活 独活各一钱五分 白术净，二钱 牛膝盐水炒 当归各一钱 炙草七分

加生姜三片煎。如有寒加干姜七八分，或一钱。病久而虚者，服十全大补汤。

涂鹤膝方 治病初起者。

白芥子要陈的，愈陈愈佳，四钱

研细末，用姜葱汁调涂患处，约一时久，即起泡，泡干皮脱自愈。

火龙膏药 治鹤膝风，历节风。凡风寒湿毒所袭，及湿痰流注经络，疼痛不能行步者，均宜。

牛皮胶四两 乳香制 没药制，各二钱五分 麝香一分

用老生姜八两，捣取自然汁，同牛皮胶熔化，入乳香、没药，搅匀，俟少温，再加麝香则成膏矣。以青布或油纸摊贴患处，当痛止肿消。

时　疫

此症有由感不正之气而得者，或头痛，发热，或颈

42

肿，发颐，此在天之疫也。若一人之病，染及一室，一室之病，染及一乡，一邑。其症憎寒，壮热，口吐黄涎，乃在人之疫也。初病时俱宜服散药发汗，未汗则再服。总以得微汗为吉。倘汗不出而邪传阳明，则必大热，大渴，有自汗瘟黄等症。治不得法，鲜不危矣。

时疫列方

败毒汤散　治四时伤寒，瘟疫，憎寒，壮热，头痛，项强，身体疼痛。初起须速服此方。

党参去芦　羌活　防风　川芎　柴胡　桔梗各一钱五分　甘草七分

加生姜三片煎。未汗则再照服。火盛人去党参，加黄芩一钱，牛蒡子一钱五分。血弱人加当归一钱五分。

柴葛解肌汤凉散　治时疫邪传阳明，热而兼渴者。

柴胡一钱五分　葛根二钱　白芍酒炒　羌活　黄芩　桔梗　白芷各一钱五分　甘草一钱

加生姜三片煎。无汗恶寒，去黄芩。冬月加苏叶一钱。

清凉饮寒　治疫邪入里，胀闷谵狂诸症。

秦艽　赤芍　知母　贝母　连翘各一钱　薄荷七分　柴胡一钱五分　丹参五钱

加人中黄三钱，煎。

黄连栀子汤大寒　治时疫上膈结热。

黄芩　栀子　连翘各一钱五分　黄连六分　青蒿　薄荷各一钱　甘草七分

消毒饮寒散　治时疫憎寒壮热，头面颈项俱肿，目不能开，口干舌燥，俗所谓大头瘟者。

羌活　防风　黄芩　白芷各一钱五分　黄连　射干各一钱　元参一钱五分　甘草一钱

加生姜三片煎。如有痰，加竹沥、姜汁各半酒杯服。大便热结者，加生大黄三钱。小便赤涩，加泽泻、木通各一钱五分。以上各方，银花俱可加入。

疟　疾

此症寒热往来，或口苦耳聋，胸满胁痛，发有一定之候。一日一发者邪浅。二日一发者邪深。三日一发者邪更深。其症有寒热平分者，有热多寒少者，有热少寒多者。且有先寒后热，先热后寒，单热无寒，单寒无热者，种种不一，要皆少阳之病。照方服药，无有不愈。凡疟疾初起，无汗要有汗，发散为先。若病后汗多，亦宜兼敛汗。久而不愈，则不必计其疟疾，均宜服六君子、补中益气、附桂地黄汤等补剂。

疟疾列方

小柴胡汤凉　治疟疾初起，凡气血和平之人，非虚弱者均宜服。平日胃寒者去黄芩。

柴胡三钱　党参去芦　半夏制　黄芩各一钱五分　甘草七分

加生姜三片，红枣二枚煎。如无汗，加苏叶二钱，防风一钱。汗多，加酒炒白芍一钱五分，桂枝七分。胁胀或痛，去红枣，加煅牡蛎粉一钱五分。腹痛去黄芩，加酒炒白芍一钱五分。小便不利加茯苓二钱。口渴加葛根二钱，麦冬二钱。热多加知母一钱五分，贝母二钱，或再加生石膏二钱。单热者亦然。若欲速愈，此方三服后，加酒炒常山三钱以截之。

小柴胡加减汤微热　治寒多热少，或单寒者。

柴胡二钱　党参去芦　半夏制，各一钱五分　肉桂去皮，另炖，三分　炙草七分

加生姜三片，红枣二枚煎。如汗多，去肉桂，加酒炒白芍一钱五分，桂枝七分。口渴加葛根，麦冬，各一钱五分。无汗腰痛胁胀或痛，加减同前方。

柴胡参归汤散兼补　治虚弱人疟疾初起。

党参去芦　半夏制　归身　紫苏各一钱五分　柴胡二钱　陈皮一钱　炙草一钱

加生姜三片，红枣二枚煎。有汗去紫苏。粪溏去归身。其余加减，与第二方同。

附桂二陈汤热　治寒疟寒多热少，腰足厥冷，或单寒者。

陈皮一钱　半夏制　茯苓各一钱五分　肉桂去皮，另炖，三分　附子制，六分　炙草一钱

加生姜三片，红枣一枚煎。

柴胡六味地黄汤补　治久疟热未退，而口干唇焦者。

熟地五钱　淮山药二钱　柴胡　黄肉　茯苓　丹皮各一钱五分　泽泻盐水炒，一钱

白术汤补　治久疟未愈。

白术净，一两

加生姜五大片煎，寅时一服，渣再煎，病将来时又一服。

补中益气汤补　治久疟未愈。

党参去芦，二钱　炙芪　白术净　当归　柴胡各一钱五分　陈皮一钱　升麻蜜炙，三分　炙草一钱

加生姜一片，乌梅三只煎。

六君子加味丸兼补微攻　治久疟成癥癖，结于小腹上，名疟母者。

党参去芦，米炒，五钱　白术净，六钱　龟甲醋炙，八钱　莪术五钱　半夏制，三钱　茯苓三钱　陈皮一钱五分　炙草一钱

共研细末，加木香末一钱五分，炼蜜为丸，如绿豆大，每服三钱，白汤下。

汗　症

此症有自汗，有盗汗。自汗者阳虚，阳虚则表不固，治宜实表补阳。盗汗者阴虚，阴虚则血必热，治宜清火补阴，此其大法，固不可不知，然亦有不尽然者，须辨而治之。又云：因于热者，所出之汗必热。因于寒者，所出之汗必冷。

汗症列方

白术散<small>补</small>　治自汗盗汗。

白术<small>净，四两</small>　浮小麦<small>三两</small>

同煎半日，去小麦，取白术切片，焙干为末，每服二三钱，仍煎小麦汤调下。若小儿则以饭蒸黄芪煎汤，量儿大小与服。忌萝卜、辛辣、香炒等物。

牡蛎饮<small>和</small>　治体虚，或病后津液不固，常觉自汗。

黄芪<small>炙，三钱</small>　牡蛎<small>煅淬酸中，二钱</small>　麻黄根<small>去净节，二钱</small>

加浮小麦一钱五分，同煎。

玉屏风饮<small>补</small>　治自汗。

黄芪<small>炙，一钱五分</small>　防风<small>一钱</small>　白术<small>净炒，二钱</small>

加生姜二片煎。

参麦汤<small>补微凉</small>　治热伤元气，肢体困倦，气短口渴，汗出不止者。

生党参<small>去芦，五钱</small>　麦冬<small>去心，三钱</small>　五味子<small>三钱</small>

水煎。

黄芪六一汤<small>补</small>　治表虚自汗。

黄芪<small>炙，六钱</small>　炙草<small>一钱</small>

水煎。

加味归脾汤<small>补</small>　治阴阳俱虚，自汗盗汗，怔忡不眠，烦躁等症。

党参<small>去芦，饭蒸，二钱</small>　黄芪<small>炙</small>　枣仁<small>即炒，杵</small>　麦冬<small>去心</small>　白术<small>净炒</small>　白芍<small>酒炒</small>　归身<small>各一钱五分</small>　远志<small>去心，四分</small>　龙眼<small>净肉，一钱</small>　北五味<small>六分</small>　炙草<small>七分</small>

芪附汤热补　治阳虚自汗，其人常思寒者。

黄芪炙，四钱　附子制，一钱

水煎。

参枣散补　治睡中汗出。

党参去芦，饭蒸，七钱　枣仁即炒杵，四钱　白茯苓五钱

研末，每服三钱，米饮调下。

当归六黄汤寒兼补　治阴虚发热，其人常有盗汗者，甚验。

黄芪　炙当归　熟地各二钱　黄芩　生地　黄柏各一钱　黄连六分

酸枣仁汤补兼寒　治心虚不固，盗汗。

党参去芦　枣仁即炒，杵　白芍酒炒　黄芪饭蒸　当归生地各一钱五分　茯苓一钱　黄柏七分　知母一钱　北五味六分

劳倦内伤

此症由饥饱失时，或劳倦过度，以致脾肾受伤。忽然发热，怠惰嗜卧，懒于言语，亦间有头痛，恶寒者，非外感也。外感之恶寒，虽近烈火而不休。内伤之恶寒，得就温暖而即解。外感之自汗，声高气壮。内伤之自汗，气短声微。外感之发热，头痛，昼夜不止。内伤之发热，头痛，则有止期。以此辨之。庶不至误。

劳倦内伤列方

补中益气汤补 治虚弱人，劳倦发热。

黄芪炙 党参米炒，去芦，各一钱五分 白术饭蒸 归身各一钱 陈皮六分 升麻蜜炙，四分 柴胡六分 炙草七分

加生姜一片，红枣二枚煎。

温胃饮温补微散 治劳倦内伤，平素脏寒，而兼略有外感者。

党参去芦，米炒 白术净炒，各一钱五分 归身 防风各一钱 陈皮五分 干姜六分 炙草七分

加生姜一片，煎。

四君防风汤补兼散 治劳倦内伤外感者。

党参去芦，米炒，二钱 白术饭蒸，一钱五分 防风 茯苓 荆芥各一钱 炙草七分

加生姜一片，红枣二枚煎。

当归防风汤补兼散 治劳倦内伤，血虚外感者。

党参去芦，饭蒸 淮山药各一钱五分 当归二钱 防风 荆芥各一钱 炙草七分

加生姜一片，红枣二枚煎。

痨　瘵

凡人内伤元气者，无非虚损之症。至于虚损之深，即成痨瘵。或骨蒸，或干嗽，或吐血，吐痰，营卫俱

49

败，尪羸日甚，积渐而来，以致本末俱竭。此症切不可服寒凉药，万一要服，多不过三两剂，即当温补。不然则难救。此症由色伤者居多。

痨瘵列方

泻白散微凉　治火气乘金而成痰嗽者。

桑白皮二钱　地骨皮一钱五分　甘草七分

水煎。

地骨皮散补微凉　治阴虚火旺，骨蒸发热，日静夜剧者。

熟地四钱　当归　丹皮各一钱五分　川地骨二钱　川芎一钱　白芍酒炒，一钱五分

通关饮微凉　治肺痿声嘶喉痹，咳血烦躁者。

黄柏　知母各一钱五分　肉桂去皮，另炖，六分

水煎。

四生丸凉　治阳盛阴虚，血热妄行，或吐或衄者。

生地　生艾叶　生柏叶　生荷叶

共捣成团，如白鸽蛋大，晒干，每服一丸，滚汤化下。

秦艽扶羸汤微凉兼补　治肺痿，骨蒸痨嗽，或寒热往来，声哑自汗，体虚倦怠者。

党参去芦　秦艽　紫菀　川地骨　柴胡　当归各一钱五分　鳖甲醋炙，先煎，四钱　细甘草六分

润神散补微凉　治痨瘵，憎寒壮热，口干咽燥，疲倦，烦躁自汗。

党参去芦　黄芪　麦冬去心，各一钱五分　桔梗一钱
竹叶六分　炙草七分

加浮小麦一钱煎。

清骨散寒　治骨蒸痨热。此症亦有暂服石膏方寸匕，以热退即止者。

秦艽　青蒿　知母　川地骨　胡连　鳖甲童便炙，各一钱　炙草五分　银柴胡一钱五分

五味子汤补　治肾水枯涸，口燥舌干。

黄芪一钱五分　党参去芦，一钱　北五味五分　麦冬去心，六分　炙草三分

水煎。日夜服数剂。

圣愈汤补　治一切失血，或血虚烦渴，燥热，睡卧不宁等症。

熟地四钱　川芎一钱　党参去芦，饭蒸　黄芪各二钱　白芍酒炒　归身各一钱五分

六味地黄汤补　治肾精不足，虚火上炎。

熟地四钱　淮山药二钱　萸肉　茯苓　丹皮各一钱五分　泽泻盐水炒，一钱

水煎。加肉桂三分，制附片七分，治命门火衰，不能生土，以致脾胃虚寒，少思饮食。

独参汤补　治元气虚而不支，大汗大下之后，及吐血、血崩、产后血晕诸症。

高丽参去芦，饭蒸，米拌炒，一两五钱

水煎。

当归补血汤补　治血虚身热。

黄芪炙，七钱　当归一钱五分

水煎服。此方再加当归一钱五分，治曾经失血，发热面赤，大渴。

六君子汤补　治脾胃虚弱，痞满痰多。

党参去芦，米炒　白术饭蒸，各二钱　半夏制　茯苓各一钱五分　陈皮一钱　炙草八分

加生姜二片，红枣二枚煎。如气虚肿满，痰饮结聚，脾胃不和者，加砂仁五分，藿香一钱五分。

归脾汤补　治思虑伤脾，不能摄血，或健忘怔忡。

黄芪炙　党参去芦，米拌炒　白术饭蒸，各二钱　远志去心，五分　当归　枣仁即炒，杵　茯神各一钱五分　木香七分　龙眼净肉，六分　炙草五分

保元汤补微热　治气血虚弱。

党参去芦，米炒，三钱　黄芪炙，二钱　炙草一钱　肉桂去皮，另炖，二分

水煎。

芪附汤热补　治汗多而畏寒者。

制附子一钱　黄芪炙，四钱

水煎。

獭肝散和　治鬼疰、传尸、痨瘵。

獭肝一只阴干

研细末，每日温汤调服二钱，日二次。

不知医必要卷一终

不知医必要卷二

广郁　　梁廉夫　子材著
　　　　吉祥　　嵩生
男　　庆祥　　善卿　　校字
　　　　瑞祥　　紫波

血　症

凡人身之血，半随冲任而行于经络，半行于脉外而充肌腠皮毛。若外有所感，内有所伤，则血不循经从上而涌，则为吐血，咳血，咯血，鼻血，齿血，舌血。从下而走，则为大小便血，妇人血崩。须审其或由血热妄行，或由血寒凝滞，或由饮酒过多而咯吐，或由怒气伤肝而呕血，或由忧思过度而损伤心脾，或由色欲劳伤而隔阳失血，各症分明。又要问其平日是阳脏阴脏，现在爱凉爱热，病系新久，人或静躁，小便是清是赤，大便或结或稀，逐一审明，然后无误。又云：失血之症，无论上下，皆是经络散行之血，若仍循其经常之道路，自愈。除瘀血与伤寒外，其余俱属七情饥饱劳力等因，可以一味固元汤主之。补药当用温药，亦须急加桂、附、炮姜随宜。或血虚烦渴，躁热，睡卧不安，须服圣愈汤。刚燥之剂，不可用。血气喜温而恶寒，寒则凝而不流。倘服寒药已愈，即宜接服温补，切不可再服凉剂，以致不救。

吐血列方

黑神散和　治吐血，衄血，及口鼻俱出，若声未失，无不可救。

百草霜即锅底烟，要乡间烧草者，烧柴者不可用。

研细末，每服二钱，米饮调下。若衄血者，兼以少许吹入鼻。凡血不论上下，用百草霜，或煅透黑姜炭，或烧莲蓬壳存性，研细末服，均可止之。

参地煎凉补　治吐血。

生地六钱　党参去芦，二钱　百草霜二钱，研末

水煎。又方藕节七个，荷叶顶七个，擂烂，入蜜一匙，煎服。亦治卒暴吐血。

二神散凉　治一切男妇吐血，或血崩下血属热者。

陈槐花炒焦，一两　百草霜四钱

共研末，每服三钱，白茅根煎汤调下。舌上忽然出血，亦用此散掺之。

犀角地黄汤大寒　治胃火血热妄行，吐衄，或大便下血。出癍出疹皆宜。

生地四钱　麦冬去心　白芍　犀角尖先煎　丹皮各一钱五分

水煎。又方生石膏二钱，生地四钱。治胃火热甚，

烦热作渴，头痛气壅而吐血。

生地元参汤凉　治色欲过度之人，肾火烁金而吐血唾血。

生地四钱　麦冬去心　白芍酒炒　丹皮　丹参各一钱五分　郁金七分　元参一钱五分　三七五分

加磨浓墨，并童便各半回杯，冲服。

加味葛花解醒汤凉　治饮酒过多而吐血。

党参去芦　白术净　茯苓　砂仁杵　白蔻净仁，杵　葛花各一钱　青皮　陈皮　猪苓　泽泻盐水炒，各七分　神曲　木香各五分　黄连四分　丹皮七分

加味四物汤散血兼补　治血瘀而吐。未吐之前胸必痛，及吐血，色必紫，或黑而成块。

当归　川芎　丹皮　香附杵　白芍酒炒　苏木各一钱五分　生地酒炒，四钱　红花一钱

水煎。如紫血尽而见鲜血，即服六君子汤，加当归、炮姜以温补之。又韭菜捣取自然汁饮，亦善行瘀血。

芎归饮散血兼补　饱食用力，或因持重，努伤脉络，失血涌吐者。跌扑打伤，令人大吐者，亦宜之。

川芎二钱　当归三钱　红花一钱　桃仁杵，十二钱

独参汤补　治大吐大衄大崩之后，血若稍止，即服此方，听其熟睡，切勿惊醒，则阴血一夜复生。

高丽参去芦，米炒，一两五钱

固元汤补　治吐血止后宜服。

黄芪炙　党参去芦，米炒　白芍酒炒　归身各一钱五分

炙草一钱　煨姜二片

圣愈汤补　治一切失血症，或血虚烦渴燥热，睡卧不宁，不宜刚燥之剂者。

炙芪一钱　党参去芦，米炒，三钱　熟地三钱　川芎白芍酒炒　当归各一钱五分

水煎。如微有火者，去熟地，加生地二钱。

甘草炮姜汤热　治大吐大衄，外有寒冷之状者。

炮姜一钱五分　炙草二钱　北味一钱

水煎。或服附子理中汤，加木香亦宜。

镇阴煎补大热　治阴虚于下，隔阳于上，则真阳失守，血随而溢，以致大吐大衄，手足厥冷，危在顷刻者，速宜服之。

熟地一两　牛膝盐水炒　泽泻盐水炒，各一钱五分　附子制，一钱　肉桂去皮，另炖，八分　炙草一钱五分

水煎。如兼恶寒者，加炒干姜一钱。气脱倦言，软弱之极者，速加炒高丽参，随宜。

附子理中汤补大热　治吐血色黯而非鲜红，或如猪肝色，或如红米粥水色者。此离位之血，非由火逼，其人气息轻微，身体不热，乃系脾肾不能摄血，虚寒大症。若服寒药必死。

党参去芦，米炒　附子制，各二钱　白术净炒，二钱　炮姜一钱五分　炙草一钱

嗽血咯血列方

加味地黄汤凉补　治嗽而有血，痰易出者。

生地三钱　淮山药二钱　萸肉　丹皮　茯苓各一钱五分
泽泻盐水炒　侧柏叶炒成炭，研，各一钱

水煎。如嗽而痰少难出者，乃系水竭于下，液涸于上也。宜加天冬、麦冬、百合。

天门冬丸凉　治吐血咯血，大能润肺止嗽。

贝母三钱五分　天冬五钱　杏仁三钱五分　阿胶蛤粉炒珠
茯苓各二钱五分

炼蜜为丸，如芡实大，每噙化一丸，津咽下。

生熟地黄汤凉　治酒色劳伤，以致咯出之痰中有血丝者。此方治鼻衄亦可。

熟地　生地各三钱　天冬　麦冬去心　贝母杵　茯神
各一钱五分　茜根一钱　甘草六分

水煎。如有火加黄柏、知母。须自知谨慎，不然必日甚。

鼻衄列方

茜根汤凉　治衄血不止，心神烦闷。

生地二钱　阿胶蛤粉炒珠　茜根　侧柏叶炒黑，各一钱
五分　甘草炙，一钱

加生姜二片煎。

柏艾饮凉　治鼻衄。

生地三钱　淮山药二钱　莲仁去心，二钱　柏子仁去净
油　丹皮　萸肉各一钱五分　泽泻盐水炒，一钱　生荷叶一
张，干者不效

加生艾叶捣汁半酒杯冲服。治法与吐血略同，凡加

57

味地黄汤、生熟地黄汤，及镇阴煎均可因症选服。

茅根汤凉　治鼻血。

白茅根一两　侧柏叶炒成炭，二钱

水煎，或用生茅花更胜。

地黄膏凉补　治衄血往来，久不愈者。

生地黄　熟地黄　枸杞子　川地骨各八钱

共熬膏，每服一匙，蜜汤调下。

舌血牙血列方

香薷饮散　治舌上出血，如孔钻者。

香薷二钱

水浓煎，服半茶杯，外用槐花，或蒲黄炒成炭，研末掺之。

萝卜方　治满口牙内出血。

生萝卜一个

用口嚼烂，含少顷吐去即愈。

竹茹醋　治牙龈出血。

生竹茹五钱，无生用干，须加倍

用醋浸一宿，不时含之。

荆槐散　治牙宣出血，疼痛不止。

槐花　荆芥穗

等分为末，搽患处。

杞子汤补　治满口牙内出血。

枸杞子四钱

水煎漱之，然后吞下。以枸杞细嚼，吞下亦可。

尿血列方

生地黄饮凉　治血热，小便出血。

生地一钱　阿胶蛤粉炒珠　侧柏叶炒黑，各一钱五分

水煎。

地黄赤茯散凉　治尿血。

生地　赤茯苓　海螵蛸去硬皮

等分为末，每服三钱，柏叶、车前煎汤调下。此方血淋亦治。如痛兼以藕汁、萝卜汁调服。

发灰散和　治尿血及一切血症。

乱发洗净，煅透成炭

研细末，每服二钱，米醋汤调下。

珀珠散微凉　治所溺之血成块，窍滞不利，茎中急痛者。此症因忍精不泄，或年老竭欲而成。

滑石飞过，六钱　甘草末　琥珀末各一钱　珍珠末五分

加朱砂末五分，合匀，每服二钱，白汤调下。如有热尿涩，以导赤散加牛膝、郁金清之。利后仍服此散甚效。导赤散：麦冬、生地、木通、甘草、竹叶、车前子、赤茯苓。

大便下血列方

清魂散和　治肠风下鲜血而腹不痛者。

当归五钱　荆芥炒成炭，三钱

研末，分三次米饮调下。

槐花汤微凉　治肠风，脏毒下血。

侧柏叶二钱　荆芥穗炒黑　槐花炒黑，各一钱一分　枳壳面煨，去瓢，一钱

水煎。或加白芍一钱五分，乌梅二只。如有热加生地二钱，黄芩一钱。

当归六君子汤补　治脾阴虚弱下血。

党参去芦，米炒　白术米泔水浸透，炒　茯苓各一钱五分当归一钱五分　白芍酒炒，二钱　半夏制　陈皮各一钱　炙草六分

加烧黑莲蓬壳，研末一钱，冲药服。

附子理中汤补大热　治大便下血，其血非鲜红或淡红色，或灰黑色，或色如红米粥者。此乃气虚不能摄血，脾元脱绝之症。若加之呕吐，则更为危急。宜速服此汤。服凉药必死。慎之。

党参去芦，米炒，二钱　附子制，一钱五分　白术米泔水浸炒，二钱　干姜炒，一钱　炙草一钱

水煎。呕吐加制半夏二钱。如粪出多，或溏泄者，干姜用二钱，附子用三钱。

肿　胀

此症有二，一病在气，一病在水。凡气分之病，倏然浮肿，或自上及下，随按而起。有气热者，有气寒者，有气湿者，有气虚者。若病在水，其色明润，其皮光亮，其肿不速，按之陷而不起，浸渍有渐，属阴症者

60

居多。又云：先肿于内而后及于外者多实。先胀于表而后渐及于内，或外虽胀而内不胀者多虚。小便红赤，大便秘结者多实。小便清白，大便稀溏者多虚。形色红黄，气息粗长者多实。形容憔悴，声音短促者多虚。当辨而治之。肿胀之病，无论是气是水，是单腹胀，愈后均宜服六君、香砂六君、归脾、补中益气等汤，或服六味、八味、金匮肾气等丸，须择宜而用。若病后浮肿者，乃系虚症，服补剂自愈，不得误认。

肿胀通用列方

局方五皮饮和 治风湿客于脾经，以致面目虚浮，四肢肿满，心腹膨胀，上气急促，兼治皮水胎水。

茯苓皮二钱 五加皮 地骨皮 大腹皮酒洗 净生姜皮各一钱五分

水煎。上肿宜发汗，加苏叶、防风、杏仁各一钱五分。下肿宜利小便，加木通一钱，猪苓、防己一钱五分。小便清长为阴水，加制附子、生姜各一钱，白术二钱，川椒六分，木香七分。小便不利为阳水，加猪苓、防己、知母各一钱五分。凡虚寒人，宜加白术、党参、附子、肉桂。壮健人，宜加枳壳、莱菔子。畏风之甚者，宜加黄芪三四钱，或再加附子一钱。

澹寮五皮饮和 治病后身面四肢浮肿，小水不利。此由气不能运，散漫于皮肤肌腠之间，故令肿满，此方最宜。孕妇胎水肿满，用此方加白术、茯苓。

生姜皮 桑白皮 大腹皮酒洗净 赤茯苓皮 广陈

皮各一钱五分

水煎。腰以上肿者，邪在表也。宜发汗，加苏叶、防风、荆芥、秦艽之类。腰以下肿者，邪在里也。宜加车前、泽泻、萆薢、防己、赤小豆、茯苓等药，以利小便。若小便清长，则不可过利。如烦渴便闭者，阳水也，加连翘、黄芩、黄柏。不烦渴便不闭者，阴水也，加附子、干姜、肉桂。

气肿列方

平胃散和　治心腹胀满。

苍术米泔水浸，一钱五分　厚朴一钱　陈皮一钱　炙草六分

水煎。气郁加香附、木香。伤食加麦芽、山楂。伤酒加干葛二钱，砂仁七分。痰多加茯苓三钱。腹痛加生白芍二钱。小便闭合五苓散煎服。如贴脐左右上下胀者，胀必兼痛，去苍术，加红花一钱，当归、柴胡各一钱五分，肉桂四分。

厚朴散和　治壮健人心腹胀满而气壅实者。虚弱者勿服。

川厚朴姜汁制，六钱

研末，每服二钱，姜汤下。

调气平胃散和行气　治胃气不和，胀满腹痛。

苍术米泔水浸，一钱五分　厚朴姜汁制　乌药各一钱　白檀香五分　陈皮　藿香各一钱　砂仁杵，五分　白豆蔻去壳，杵，六分　木香七分　炙草五分　生姜三片

芍药枳实散和　治食积痞满，及小儿腹大胀满，时常疼痛，脾胃不和等症，最效。

白术净，一两　枳实面煨，去瓤，五钱　陈皮　赤芍药各三钱　老米炒香，二钱　莲仁去心，二钱

研末，每服二钱，白汤下。寒加干姜。气虚加党参。

水肿列方

此症宜忌盐酱，愈后亦须忌百日。

茯苓汤和　治水肿。

白术净，二钱　茯苓三钱　郁李仁杵，一钱五分

加生姜汁煎。又方白术、泽泻，等分为丸，茯苓汤下。

小分清饮和　治湿滞肿胀，不能受补，小水不利者。

茯苓三钱　枳壳面煨，去瓤　厚朴各一钱　生薏米四钱　泽泻盐水炒　猪苓各一钱五分

水煎。如无内热而寒滞者，加肉桂五分。黄疸症，则加茵陈二钱。

消肿方和　治水肿。

赤小豆杵，拣紧小赤黯者始真，四钱

同黄雌鸡煮食，或用鲤鱼、鲗鱼同煮食均可。

金匮肾气汤热补利水　治脾肾阳虚，不能行水，小便不利，腰重脚肿，或肚腰肿胀，四肢浮肿，或喘急痰盛已成膨症者，甚效。

熟地四钱　淮山药　茯苓各二钱　萸肉一钱五分　牛膝盐水炒　附子制　泽泻盐水炒　车前子　丹皮各一钱　肉桂去皮、另炖、四分

鸡屎醴凉　治水肿甚效。

雄鸡一只用大麦喂四五日，取鸡屎约半茶杯，炒黄色

以好酒浸鸡屎，煎约一茶盅，去渣，令病人温服。少顷腹内气转而鸣，湿从大便泄出，其肿渐消。如泄未尽，再服一二次，愈后须服六君子汤补之。平日养鸡之笼底，铲去上面污秽，连泥掘取一大碗，水煎去泥，加酒一杯服亦效。

治水肿奇方

赤尾鲤鱼一只，约重一斤，破开去肠杂，不得见水与盐

用生白矾四钱，研细末，掺入鱼腹内，以粗纸包裹，外以黄土包好，放灶内煨熟，取出去净纸泥。食头者上消，食身与尾者下消，一日用尽，屡验。愈后要服补剂。

单腹胀列方

五味异功散补　治单腹胀。凡一切肿胀，愈后均宜服。

党参去芦，米炒，三钱　白术净　茯苓各二钱　陈皮炙草各一钱

水煎。半夏、藿香俱可加入。如寒则加干姜，随宜。

64

附子理中汤补大热　治单腹胀，虚寒之甚者。

党参去芦，米炒，三钱　白术净炒　附子制，各二钱　干姜炒，一钱五分　炙草一钱

积　聚

此症一由五脏所生，一由六腑所成。盖积者积垒之谓，或以饮食之滞，或以脓血之留。凡汁沫凝聚旋成癥块，皆积之类。其病多在血分，有形而静者也。聚者聚散之谓，或胀或不胀，或痛或不痛。凡随触随发，时往时来，皆聚之类，其病多在气分，无形而动者也。治此者当辨其新久虚实，应攻应补，或攻补兼施。《内经》云：大积大聚，衰其半而止，过则死。诚不可不慎也。

积聚列方

三棱散攻峻剂　治积聚癥瘕，坚满不散。此方惟壮健新病者宜服。若久病或虚弱，或年老，须斟酌。或服一钱，兼服补剂。

白术净炒　三棱各一两　木香一钱　蓬术　当归各二钱五分　槟榔一钱五分

研末，每服二钱，沸汤下。热积加黄连、黄芩。寒积加附子、干姜、肉桂。酒积加葛根或葛花。血积加桃仁、红花。痰积加半夏、茯苓。水积加桑白皮、赤小豆。肉积加山楂、阿魏。果积加麝香、草果。愈后，宜

服六君子汤，与香砂六君子汤，或附子理中汤。

枳实丸和去积　专治食积癖块。

白术净　枳实面煨，去瓤　山楂去核　麦芽　半夏制　神曲各五钱　苍术米泔水浸　陈皮各一钱二分　木香四分　姜黄七分

共研末，用荷叶蒸饭为丸，如绿豆大，每服三钱，淡姜汤下。

大和中饮和去积　治饮食留滞，积聚等症。

陈皮　厚朴制，各一钱五分　山楂　麦芽各二钱　枳实面煨，去瓤，一钱　砂仁杵，五分　泽泻盐水炒，一钱五分

水煎。胀甚，加白芥子一钱。胃寒恶心，加干姜一钱。痛则加木香、乌药、香附之类。又芍药枳实散治食积胀满，或疼痛，最稳最验，大人小儿俱合。方在肿胀内。

木香枳壳汤补兼消　治虚弱人气滞胀痛。

党参米炒，去芦，二钱　白术净，一钱五分　枳壳面煨，去瓤　厚朴制　乌药　当归　陈皮各一钱　木香六分

加生姜二片煎。分二次服。

加味香砂六君汤补兼行　治虚弱人积聚。

党参去芦，米炒，二钱　白术净　陈皮　制半夏　归身　茯苓各一钱五分　炙草七分　木香冲药服，七分

加生姜二片煎。此方去生姜，加煨姜三片，用白芜荑炒，研末一钱，冲药服，治血鳖多验。血鳖者，嗜酒人血郁于酒，则成酒鳖。多气人血郁于气，则成气鳖。虚痨人败血杂痰，则成血鳖。此鳖如虫之行，上侵入

66

咽，下触入肛，或附胁背，或隐胸腹，名虽各异，治法俱同。

参附汤热补　治服攻药大下血积，自汗不止，气弱不能转动者，须速服此方。

高丽参去芦，米炒，五钱　附子制，三钱

水煎。如贫不能买参者，服炙芪六钱，当归二钱，制附子三钱。

消痞膏　治积聚痞块。

朴硝　蒜头杵，各五钱　大黄　急性子各三钱　三棱蓬术各四钱　乳香制　真阿魏　没药制，各二钱

将三棱、蓬术、大黄、急性子研末，用芝麻油四两，煎蒜头、朴硝及药末，煎好，去蒜头，下黄丹二钱，候已成膏，以乳香、没药、阿魏三味，研粉加入，再加麝香二分搅匀，贮有盖瓦器内，俟三两日，火气去净。以白布或厚油纸摊贴，五六日一换。或见大便有脓血，勿以为异。亦有不下脓血者。须忌房事，及一切生冷物。

眩　晕

《内经》云：上虚则眩。又云：肾虚则高摇，髓海不足则脑转耳鸣。此症虚者十居八九，而兼火兼痰者，间亦有之。原其所由，或因劳倦过度，或因饥饱失时，或因呕吐伤上，或因泄泻伤下，或因大汗亡阳，或因大

醉伤阴，或因被殴夺气，或因焦思不释，或因男子纵欲，或因妇人血崩，皆能致之。须服补气补血等药，切不可服寒凉消散之剂，以伐其生气。此症忽然头晕，眼黑，脑髓旋转，不可以动，与头痛之上实者不同，宜辨。

眩晕列方

八珍加减汤补　治气血两虚眩晕。

党参去芦，米炒　白术饭蒸，各二钱　熟地三钱　当归　天麻　茯苓各一钱五分　炙草一钱　生姜三片

补中益气加减汤补　治气虚眩晕。

炙芪一钱五分　党参去芦，米炒　归身　白术饭蒸　天麻　钩藤各一钱五分　陈皮七分　炙草六分

加生姜二片，红枣二枚煎。

六味地黄加减汤补　治精气不足而眩晕。

熟地四钱　淮山药炒　杞子各二钱　萸肉　天麻　茯苓各一钱五分　炙草一钱

水煎。如火衰者加肉桂四五分。

天麻六君子汤补　治眩晕兼有痰或呕者。

党参去芦，米炒，二钱　白术净，二钱　半夏制　天麻　茯苓各一钱五分　陈皮　炙草各一钱

加生姜二片，红枣二枚煎。

头 痛

此症有风邪，有火邪。风邪者身必寒热，或多清涕，或兼咳嗽，皆由风寒在经，散去风寒，其病自止。火邪者各经俱有，惟阳明为最，正以阳明胃火，盛于头面，而直达头维，故其病更甚也。暂痛为邪，久痛为虚。邪则分寒热而除之，虚则审阴阳而补之。然亦有久病为邪所缠，暂痛因虚而发者。外邪之火可散而去，内郁之火得升而愈炽。此外又有气虚痛，血虚痛，肾虚痛，痰痛，偏左右痛者。症与眩晕不同。

头痛列方

羌活汤散 治外感邪在太阳头痛。

防风 羌活 川芎各一钱五分 苍术米泔水浸 白芷各一钱 甘草七分

加生姜三片，连须葱白二寸煎。如有汗去苍术。

升麻葛根汤散 治外感邪在阳明，头痛连及目眶者。

葛根二钱 升麻 秦艽 荆芥 苏叶 赤芍各一钱 白芷一钱五分 甘草七分

加生姜二片煎。凡面浮肿而痛者，风也，亦服此方。又瘾疹者，邪热所化也。用此方加牛蒡子。

逍遥散补微散 治少阳头痛，兼两胁痛者。

柴胡　当归　白术净　白芍酒炒　茯苓各一钱五分 炙草一钱　薄荷五分

加生姜二片煎。如有热，加丹皮一钱，栀子一钱五分。

都梁丸微散　治风吹项背，头目昏眩，脑痛，及妇人胎前、产后、伤风头痛者。

白芷沸汤泡，切

炼蜜为丸，如弹子大，每服一丸，荆芥汤下。

加味二陈汤和　治头痛而多痰者。

陈皮　苍术米泔水浸，各一钱　半夏制　川芎　南星制 茯苓各一钱五分　炙草一钱

生地芍药汤凉　治火邪头痛。

生地二钱　花粉　白芍　知母　泽泻盐水炒　黄柏各一钱五分　木通一钱

竹叶石膏汤寒　治阳明火邪盛极而头痛者。

生石膏杵，三钱　桔梗　木通　淡竹叶各一钱　薄荷叶八分　甘草一钱

吴萸汤温补　治头痛如破，干呕吐涎沫者。

党参去芦，米炒，三钱　吴萸泡，一钱

加生姜五片，大枣四枚煎。

加味补中益气汤补　治气虚头痛。

炙芪一钱五分　党参去芦，米炒　白术净　归身各一钱五分　陈皮　川芎各一钱　升麻蜜炙，三分　柴胡四分　炙草七分

加生姜二片，大枣一枚煎。或加蔓荆子七分。

70

加味四物汤补　治血虚头痛。

熟地四钱　川芎一钱五分　当归三钱　蔓荆子杵，一钱
白芍酒炒，一钱五分

水煎。如有热，加黄柏、知母各一钱。

当归酒补　治血虚头痛欲裂。

大当归一两

用好酒煎服。

六味地黄加减汤补　治肾水虚头痛。

熟地四钱　杞子二钱　萸肉　川芎　茯苓各一钱五分
淮山药二钱　炙草一钱

八味地黄加减汤热补　治命门火虚头痛。

熟地四钱　淮山药炒，二钱　枸杞子三钱　萸肉　川
芎　茯苓各一钱五分　附子制，一钱　肉桂去皮，另炖，四分
炙草一钱

加酒洗淡肉苁蓉二钱。

头风痛列方

点头散和　治偏正头风。

川芎三钱　香附去毛，炒，一两

研末，每服二钱，清茶调下。

二陈当归汤和　治偏左头痛。

当归三钱　半夏制　白芍酒炒　川芎　陈皮　白芷
茯苓各一钱　炙草七分

加味二陈汤寒　治偏右头风。

沙参酒炒，三钱　半夏制　防风　南星制　川芎　茯

苓各一钱　黄芩七分　陈皮一钱　黄连五分　甘草六分

偏正头风薰蒸方

川芎五钱　僵蚕因人年岁，一岁用一只，二岁二只至五六十岁，亦递加之　晚蚕沙三两

用水五六碗，煎至三碗，以厚纸封砂锅中，开一孔如钱大。病人就之，以薰蒸其痛处。虽年久症，不过治五六次即愈，永不再发。

咽　喉

凡咽喉之肿，肿于咽之两旁为双蛾，肿于一边者为单蛾。其形圆突，与缠喉风之满片红肿者不同。大约多由于火，而亦有阴虚水亏，阴盛隔阳者。果系实火，必有火症可验，自当用清凉解毒之药。若因酒色过度，以致真阴亏损，此肾中之虚火也。非壮水不可。又或火虚于下，隔阳于上，此无根之火，即肾中真寒症也。非温补命门不可。《内经》云：骤起非火，缓起非寒。故忽然而痛难忍者寒症也。悠缓而痛者乃系热症也。如忽然肿大，制药不及，恐闭塞咽喉。速将小竹削尖刺破，以出其血，此亦不得已救急之策。

咽喉列方

甘桔汤微凉　治一切咽干咽痛。

桔梗　甘草各一钱五分

72

水煎。如治蛾喉，加荆芥穗、牛蒡子各一钱。

烧盐散和　治喉中悬痈垂长，咽有妨碍。

白盐烧过　枯矾

等分，研细末，蘸少许点之即消。

消毒凉膈散寒微散　治咽喉初起肿痛。

黄芩　黑栀各一钱五分　连翘二钱　牛蒡子一钱　薄荷
七分　甘草一钱

皂角散　治双单蛾喉。

皂角拣新的，虫蛀者勿用

研细末，好醋调匀，以鹅毛蘸药入喉搅动，以出其
痰，另用此药醋调涂喉外，干则随换，功效甚速。或用
真桐油一分，蘸药卷搅喉内，则痰随油吐亦佳，愈后均
宜加味甘桔汤。煎甘草水饮，可解油气。

指甲散　治喉蛾。

手指甲焙焦，六分　灯心烧灰，一分或五厘

共研细末，吹入患处，其蛾即破，破后亦服甘桔
汤。

地黄滋阴汤补　治咽喉肿痛，日轻夜重，痰声如锯
者。

熟地五钱　茯苓三钱　麦冬去心　萸肉各二钱　牛膝盐
水炒，一钱五分　北五味七分

姜桂饮大热　治顷刻间咽喉痛极难忍。

肉桂去皮　干姜炒黄　炙草各五分

用滚水半碗，将药共炖好，去渣候温，缓缓饮之。
一方用生附子一厚片，涂白蜜，炙透变黑色，取如豆大

一粒，含口内咽津，亦立刻见效。

八味地黄汤温补　治隔阳喉痹，或因色欲伤精，或因泄泻伤肾，或因过服寒凉，以致火不归元，上热下寒者。

熟地四钱　淮山药炒，二钱　泽泻盐水炒　萸肉各一钱五分　白芍酒炒　元参各一钱　茯苓一钱五分　肉桂去皮，另炖，六分

水煎。前方姜桂饮，与炙附子粒，亦可用。

眼　目

凡人六腑五脏之精华。上注于目而为之睛。肺之精为白眼，筋之精为黑眼，骨之精为瞳子，血之精为络眦，肉之精为约束，盖风热之邪，上攻于目则赤肿疼痛。白精赤，火乘肺也。黑精赤，火乘肝也。瞳仁赤，火乘肾也。目胞肿，火乘脾也。两眦赤，火自甚也。其或隐涩难开，羞明多泪，暴生云翳，皆属火症。除此之外。而一切目视无光，及昏黑倦视，非阴虚即阳虚，不可混治。又云：肿而硬者属热盛也，宜先清凉。肿而软者属风盛也，宜先发散。病分新久，障有内外。新病多实，久病多虚。外障多火，内障皆虚。治各不同，不可执一。

眼目列方

密蒙花汤和散　治风热上攻，两眼昏暗，眵泪羞

明，并赤肿翳障。

甘菊花三钱　密蒙花　羌活　木贼　石决明杵　白蒺藜炒，各一钱五分

水煎。如火盛，加黄连五六分。

泻肺汤凉散　治肺受风热，七情郁结，风毒上攻，眼目忽然肿痛难开者。

羌活　元参　桔梗各一钱五分　川地骨一钱　桑白皮二钱　甘草一钱

加减徙薪饮寒　治目赤肿疼痛。

黄芩　山栀杵，炒黑　白芍酒炒　丹皮　茯苓各一钱五分　菊花二钱　甘草六分

八味还睛汤凉散　治肝肺停留风热，翳膜遮睛，痛涩眵泪。

决明子炒，一钱五分　白蒺藜炒，去刺　防风　木贼　山栀仁杵，各一钱　青葙①子半炒，四分　蝉蜕去头足，四只　麦冬去心，一钱　细甘草六分

抑肝顺气汤凉补行滞　治眼红不退，气滞血凝，上攻头目，眼眶胀痛。

柴胡　青皮　生地　草决明　当归各一钱五分　香附酒炒，杵，二钱　黄芩一钱　白芍药酒炒，一钱五分　川芎一钱　甘草七分

菊花饮微凉　治目赤肿疼痛。眼科药多系寒凉，看

---

① 葙：原作"箱"，径改。

病加之。

白菊花二钱

水煎。如两眼角肉绽者，泻心火为主，加黄连六分，黄芩一钱，连翘一钱五分，麦冬一钱五分，甘草七分，灯心一团。白睛红多者，泻肺火为主，加桑白皮二钱，黄芩一钱，黄连四分，黑栀、升麻各一钱，连翘一钱五分。黑睛肿痛者，泻肝火为主，加龙胆草、青皮各一钱，黄连三分，草决明一钱五分，甘草七分。瞳神昏暗，泻肾火为主，加生地、泽泻、黄柏各一钱五分，连翘一钱，升麻七分，黄连三分，甘草六分。又云：红丝侵黑珠者，加桑白皮三钱。目中红丝多者，加山栀仁三钱。血灌瞳仁，两目通红者，加石膏、大黄各二钱。瞳仁端正不动者，加新瓦焙燥羌螂虫，研末三钱。蟹眼，虾眼，突出老膜者，加千里明三钱，石燕一钱五分。视人长大似两人者，加青葙子三钱。眼内如针刺者，加大黄、山栀仁各二钱。两目黑珠红而白珠不红者，加茜草、赤芍、栀子仁各二钱。白珠红而黑珠不红者，加百合、栀子仁各二钱，黄连六分。

助阳和血汤微补兼散　治眼发之后，热未退清，白睛赤色，隐涩难开而多眵泪者。

炙芪　当归酒洗，各一钱五分　柴胡一钱　防风七分升麻蜜炙，三分　白芷六分　荆子杵，五分　炙草四分

驻景丸补　治肝肾气虚而目昏暗。

熟地七钱　当归五钱　菟丝饼一两　枸杞子七钱　北五味三钱　车前六钱　楮实四钱　川椒去合口者，三钱

76

炼蜜为丸，如绿豆大，每服三钱，酒下或白汤下。

六味地黄汤补　治肾水虚，目视无光，干枯少润。

熟地四钱　淮山药二钱　萸肉　茯苓各一钱五分　泽泻
盐水炒　丹皮各一钱

如肾火虚，加制附子一钱，肉桂四分。

加味四君子丸补　治虚寒目疾。

潞党参去芦，炒，一两　白术炒，八钱　川椒去合口者，
一钱五分　菟丝饼七钱　肉苁蓉酒洗淡，五钱　茯苓四钱　炙
草二钱

炼蜜为丸，如绿豆大，每服三钱，白菊花汤下。

六一丸热补　治血虚目暗。

当归五两　制附子五钱

炼蜜为丸，如绿豆大，每服二钱酒下。

羊肝丸微补　治目疾内障。

夜明砂淘净　蝉蜕去头足　当归　木贼去节

等分为末，用羊肝去筋膜，煮熟，捣烂为丸，如绿
豆大，每服三钱，白汤下。

百灵粉和　治鸡朦眼，夜不见路者。

锅底烟要烧草者方好，烧柴者勿用，二钱

研细末，用煮熟猪肝切片，蘸而食之，即愈。

治青盲奇方

用白犬生子目未开者之乳，频频点之。虽十年久疾
亦愈。

治胬①肉方

用雀粪，研如香灰细，乳汁和匀，点之能去目中胬肉，亦可止泪。雀即是在屋檐为巢者。

立消膏 治浮翳宿障，雾膜遮睛。

雪白生盐用净磁器碗，研如香灰细

用大灯心蘸盐少许，轻手指定浮翳，点上三四次即愈，亦无痛痒。

去膜眼药方 治膜如米碎粒者甚效，惟如梅花片者颇难。

海螵蛸去净硬皮，二钱　脑片一分

共研末如香灰细，以入口无渣为度，用灯心染生蜜糖蘸药少许，点患处日数次。如眼内无膜，不论何等眼药，切不可点入，慎之。凡欲退膜，如蝉蜕、蛇蜕、木贼、青葙子、密蒙花、草决明、石决明、夜明砂之类，皆宜服。

洗眼方 凡用寒凉药点眼洗眼，多致逼热入内，往往误事，惟天然水最善。

天然水即龙口水，若无则用水从地脉来者

用洁净器煎滚，倾入茶盅内，候少温，拣新白绢一块，放水内洗眼，日洗三五次，火气自退，最稳最验。

---

① 胬：原作"努"，径改。

齿 痛

此症不过曰火、曰虫，及风寒而已。火痛多肿，喜饮冷，得冷则更疼者，讐①仇之意也。虫痛则一牙作痛，蚀尽一牙，又蚀一牙作痛也。风寒者，因客寒犯脑，齿连头痛，是寒邪也。故喜热饮，不肿不蛀也。又云：实火痛不可忍，虚火其痛甚缓，日轻夜重。以手按其痛处，实者热也，虚者风也。当辨而治之。

齿痛列方

消胃汤寒　治胃火牙痛。

生地二钱　当归一钱五分　黄连六分　升麻一钱　丹皮三钱

如肿痛牙龈不出血者，属气分。加荆芥一钱，防风一钱，细辛四分。

滋阴清胃饮寒　治胃火兼阴虚牙痛者。

生石膏杵，二钱　熟地四钱　泽泻盐水炒，一钱五分

安肾汤补　治虚火牙痛。

熟地四钱　淮山药炒　枸杞各二钱　茯苓　牛膝盐水炒萸肉各一钱五分

水煎。或加肉桂四分，泽泻一钱五分，以引火归位。

---

① 讐：音"仇"，通"雠"。

加味温风汤大热兼散　治寒邪犯脑，牙连头痛者。

当归　川芎　羌活各一钱五分　蜂房炙，一钱　细辛四分　荜茇七分　麻黄去净节，六分　附子制，一钱

水煎，服一半，口含一半，久之连涎吐出，自愈。

丁香散　治牙痛。

荜茇　丁香　蝎尾①　川椒炒

等分为末，每用少许擦于患处。又方细辛三分，北五味三分，共捣为丸，塞患处立效。

如神散　治风牙虫牙疼痛。

川椒炒，二钱　蜂房炙，三钱

共研细末，每用二钱，水煎数沸，乘热漱之。

立效散　治风虫牙痛。

良姜　草乌　细辛　荆芥穗

等分为末，用少许擦牙，有涎则吐之。

治虫牙奇方

川椒　樟脑

此方宜加薄荷叶小片方有效

等分研末，放铜杓内，以盅盖好，周围以面封固，置风炉内，微火升之。少顷觉闻樟脑气透出，即取起在地上候冷，揭开，药俱飞上盅盖，以少许塞牙痛处，立愈。

杀虫散　治牙虫痛在一处，无论有脓无脓皆是。

---

① 尾：江山奇气楼铅印本作"梢"。

雄黄拣明净的，六钱

研细末，用真芝麻油一盅调匀，口含片时漱出，再含再漱，数次即愈。又方五倍子煎浓汁，含漱数次，其虫立死。上牙痛，韭菜子烧烟，用笔管吸而薰其痛处。如痛在下牙，则煎浓汁，不时含漱之。

人中白散　治走马牙疳，牙床出血溃烂，并治咽喉肿痛，腐烂，红赤者。

元明粉五分　人中白一钱　真青黛　儿茶　真硼砂各一钱　马屁勃五分

加顶上冰片二分，共研极细末掺之。如咽喉病，则用笔管吹入，日三次，夜二次。

养牙法

凡人牙将脱落，必先浮突。故欲养牙者，须每日将牙轻轻咬实，渐咬渐齐，而牙自固。又当于早起时，咬定牙根，而后小解，非独养牙，亦且固肾。饭后必漱齿，至老不坏。

耳　鼻

凡耳之聋闭，若由诸经之火，壅塞清道而然者。其症必哄哄熇熇，或胀闷，或烦热，或兼头面红赤。清其火而闭自开。至于肝胆气逆，风寒外感，挖损震伤，年老病后，皆能致病，治法多端。惟鼻病只有外感与内伤二者而已。

耳症列方

清化饮凉 治内火上炎耳闭。

生地 茯苓各二钱 黄芩一钱 麦冬去心 白芍酒炒 丹皮 石斛各一钱五分

柴胡清肝饮凉 治怒动肝火而耳闭。

柴胡 白芍酒炒,各一钱五分 黑栀 连翘 黄芩各一钱 甘草七分

地黄汤补 治肾虚耳聋。肾虚耳响其声小,与火热上炎肝气内动者不同。

熟地四钱 淮山药炒 枸杞子 茯苓各二钱 萸肉一钱五分 菟丝饼三钱

如肾有邪火,则去枸杞子、菟丝饼,加泽泻一钱五分,黄芩、知母各一钱。

耳聋外治方

真磁石一粒,如豆大 川山甲二分,炙研末

用棉少许,撒药末其上,实包磁石塞耳,口内含生铁一块,如闻风雨之声即通。

白龙散 治耳有脓水不干。

枯矾四分 龙骨一钱五分

共研末,先用棉捻搅净脓水,然后将药少许吹入,日二三次。又方亦将棉捻搅净,取菖蒲根,水洗去泥,捣汁一杯,灌入浸洗,数次即愈。

烧酒洗方 治耳被挖伤,内常湿而不干者。

用三熬烧酒灌入耳内，浸洗数次即干。

鼻症列方

川芎饮和散　治风寒鼻塞。

羌活　川芎　藁本　白芷各一钱　苍术米泔水浸，一钱五分　细辛四分　甘草七分　葱白三寸

苍耳散和散　治鼻流浊涕，名鼻渊者。

辛夷仁　薄荷叶各二钱五分　苍耳子一钱二分　白芷五钱

共为细末，每服二钱，茶清或葱汤食后调下。

细辛散　治鼻齆有瘜肉，不闻香臭。

瓜蒂　细辛各一钱

共研细末，棉裹如豆大，塞鼻内。

白矾散　治鼻生瘜肉。

白矾煅

研细末，以棉胭脂包少许，塞鼻内。数日瘜肉随落。

心　腹　痛

此症须分虚实寒热。凡可按为虚，拒按为实，久痛为虚，暴痛为实。得食略可者为虚，胀满畏食者为实。痛徐莫得其处者为虚，痛剧一定不易者为实。无胀无滞者多虚，有物有滞者多实。又云：热在上者，必有烦

热、焦渴、喜冷等症。热在下者，必有胀热、秘结等症。三焦痛病，惟因寒滞、气滞、食滞者最多。因虫、因火、因痰、因血者，皆能作痛，但痰痛、虫痛多在中焦。火痛、寒痛三焦俱有，血痛则多在下焦。然血症痛，妇人所常有。男子虽有，亦少也。宜辨之。

心腹痛列方

香附汤和　治心气痛。

香附酒炒，杵，二钱

加生姜二片，盐少许，同瘦猪肉煎。去药，连肉食。

荔香散和　治心腹胃脘久痛，屡触屡发者。妇人多有此症，服之最效。

荔子①核烧微焦，五钱　木香四钱

研末，每用一钱二分，清汤调下。

姜附散热　治心胃痛。

良姜酒炒　香附醋炒

研末。因寒痛者姜加倍，因气痛者附加倍，每服二钱，米汤下，或白汤下亦可。

百合汤和　治心口痛，服诸热药不效者。

乌药二钱　百合七钱

丹参饮微凉　治心痛及胃脘诸热痛，妇人更效。

---

① 子：江山奇气楼铅印本作"枝"。

丹参四钱　檀香五分　砂仁杵，五分

藿香饮温　治腹痛。

藿香三钱

加生姜二片，红枣二枚煎。

香砂六君子汤补行滞　治胃脘虚痛。

党参去芦，米炒，二钱　白术净炒　半夏制　茯苓　藿香各一钱五分　砂仁杵，五分　陈皮一钱　炙草七分

加生姜二片煎。寒加煨姜二大片，或加干姜五七分。如心悸喜按，得食少愈，二便清利者，宜服归脾汤，加石菖蒲七分。

排气饮和行滞　治胃脘气逆胀痛，胸胁胀痛亦治。

陈皮　枳壳面煨，去瓢　藿香各一钱五分　木香七分　香附杵　泽泻盐水炒　乌药各二钱　厚朴制，一钱

如食滞，加山楂、麦芽各二钱。寒滞，加干姜、吴萸、肉桂之属。气逆甚者，加白芥子、沉香、槟榔之属。呕而兼痛者，加半夏、丁香之属。痛在小腹者，加小茴香。兼疝者，加荔枝核，煨焦，捣碎，二三钱。

金铃子散微凉　治心腹痛，及胁痛服热药而增痛者。

元胡索　金铃子

等分研末，每服三钱，酒调下。

加味附子理中汤大热峻剂　治寒痛绵绵不休，手足俱冷者。

党参去芦，米炒，二钱　白术净炒　当归各一钱五分　干姜炒　附子制　木通各一钱　吴萸泡，六分　肉桂去皮，另

炖，四分　炙草七分

痰饮腹痛列方

二术半夏汤和　治痰饮。此症痰聚则痛。散则响。

白术净，三钱　苍术米泔水浸，一钱　半夏制　白茯苓各二钱　炙草七分

加生姜二片煎。如寒，干姜、附子，任加随宜。

伤食腹痛列方

加味平胃散和消食　治伤食痛，嗳腐吞酸，恶食腹胀，其痛或有一条扛起者。

苍术米泔水浸　厚朴制　麦芽炒　谷芽炒　陈皮　半夏制　山楂各一钱五分　炙草一钱

如胀甚者，加研生莱菔子二钱。食尚在胸中者，服此汤后，以手探而吐之。腹胀拒按，大便不通，服承气汤下之。

生韭饮和　治食郁久，胃脘有瘀血作痛者。

生韭菜

捣自然汁一盏，加温酒一二杯服。或先嚼桃仁十余粒，用韭汁送下亦佳。

胸痛列方

加味百合汤微凉　治胸膈痛。

乌药一钱五分　百合四钱　贝母杵　栝蒌皮各二钱　薤白三钱　白蔻去谷，杵，七分

颠倒木金散和　治胸痛。

木香　郁金

共研末。气郁痛者，倍木香。血郁痛者，倍郁金。每服二钱，老酒调下。虚弱者，煎参汤下。

神香散和　治胸胁胃脘作痛，逆气难解者。三焦滞皆可解。

丁香　白豆蔻去壳

等分研末，每服五七分，白汤下，日数服不拘。若寒气作痛者，姜汤调下。

胁痛列方

柴胡疏肝汤和　治肝实胁痛。

陈皮　川芎各一钱　白芍酒炒　枳壳面煨，去瓤　香附杵　柴胡各一钱五分　甘草五分

左金汤和　治肝火胁痛。

白术净　陈皮各一钱五分　黄连八分　吴萸泡，四分

水煎。

导痰汤和　治胸胁痛属痰者。

茯苓二钱　南星一钱，制　枳壳面煨，去瓤　半夏制陈皮各一钱五分　甘草六分　生姜三片

枳芎汤和　治胁痛属瘀血者。

枳壳面煨，去瓤　郁金　川芎各一钱五分　甘草六分

水煎。

加味逍遥饮兼补　治肝虚胁痛。

白术净　茯苓　当归　白芍酒炒　柴胡各一钱五分

川芎　陈皮各一钱　细辛四分　薄荷三分　炙草六分　生姜三片

小腹痛列方

吴萸四逆汤大热峻剂　治中寒小腹痛甚。
附子制　干姜炒，各一钱　吴萸　炙草各一钱
水煎。

奔豚丸大热峻剂　治小腹气结作痛。
川楝子五钱　茯苓七钱五分　橘核五钱五分　荔枝核四钱，烧焦　制附子二钱五分　吴萸泡，三钱五分　肉桂去皮，一钱五分　木香末三钱五分　小茴香七钱五分

共研末，炼蜜为丸，如绿豆大，每服三钱，白汤下。

脐腹痛列方

五苓汤微热　治脐下痛，近逼膀胱，小便不利者。
白术净，一钱五分　茯苓二钱　肉桂去皮，另炖，三分泽泻盐水炒　猪苓各一钱五分

通关饮微凉　治脐下胀痛，因阴虚阳气不化，小便点滴俱无者。
黄柏　知母各一钱五分　肉桂去皮，另炖，五分
水煎。

真武汤热　治脐下痛，水脏虚寒者。
白术净炒　附子制，各一钱五分　白芍酒炒　茯苓各二钱
加生姜三大片煎。小便利，减茯苓。泄泻，去白

芍，加干姜七八分。呕，加制半夏一钱五分。

四逆加白芍汤大热峻剂　治肾气虚寒，脐中痛不可忍而喜按者。

白芍酒炒，三钱　干姜炒　附子制，各一钱　炙草七分

如口中热渴，腹满拒按，大便秘者，此方不合，宜服承气汤。

加减四物汤补微热　治脐旁左右痛。

生黄芪一钱五分　当归二钱　川芎一钱五分　肉桂去皮，另炖，四分　白芍药酒炒，一钱五分　红花六分　炙草七分

加生姜三片，水酒各半煎。

虫痛列方

葱油饮和　治脾胃虫痛。渴或饮水，口吐清水者，是此症。

葱白汁一酒杯　真芝麻油一酒杯

先饮葱汁，随即饮麻油。

川椒乌梅汤温　治脾胃虫痛。其痛有时者，是虫症。

川椒去合口的，一钱五分　乌梅二个

加生姜三片煎。又方明雄黄、白矾、鸡心槟榔，等分研末，用饭和丸，如绿豆大，每五分。

芜荑散和　治诸虫。

木香一钱　白芜荑　鸡心槟榔各二钱

共研末，五更时，先吃炙肉，引虫头向上，以石榴根煎汤，调散服二钱，而虫自下。

腰　痛

此症凡戚戚悠悠屡发不已者，肾之虚也。遇阴雨或久坐痛而重者，湿也。遇诸寒而痛，或喜暖而恶寒者，寒也。遇诸热而痛，及喜寒而恶热者，热也。郁怒而痛者，气之滞也。忧愁思虑而痛者，气之虚也。劳动即痛者，肝肾之虚也。肾虚之人，形色必清白，或见黧黑，或行立不支，卧息少可，或疲倦无力，而劳动益甚。积而渐者多不足，暴而痛者多有余。如腰肾本无虚损，只因邪火蓄结者，必痛极，必烦热，或大渴引饮，或二便热涩不通，当直泻其火。水亏火盛者，宜兼滋阴。诸如此类，须辨而治之。

腰痛列方

五积散温散　治腰骨脚骨酸痛，寒邪客于经络者。

当归　苍术米泔水浸　陈皮各一钱　麻黄去净节　厚朴制　干姜　枳壳面煨，去瓤，各八分　半夏制　白芷各七分　党参去芦　桔梗　肉桂去皮，另炖　茯苓各五分　川芎四分

加生姜三片，葱三茎煎。

除湿汤和　治中湿身重，腰腿疼痛，大便溏，小便或涩或利。

苍术米泔水浸　厚朴制　半夏制　茯苓各一钱五分　陈皮七分　藿香　炙草各五分

90

加生姜三片，红枣二枚煎。如兼风邪，加羌活一钱，独活一钱五分。

白术汤补　治腰湿痛，如系重物者。

白术净，八钱　生薏米七钱

水煎。如系寒湿，去薏米，加干姜一钱。

知柏八味汤寒兼补　治阴虚水亏，火盛腰痛者。

生地四钱　淮山药　茯苓各二钱　萸肉　泽泻盐水炒　知母　黄柏　丹皮各一钱五分

加味四物汤寒兼补　治阴虚火盛腰痛。

生地四钱　当归二钱　黄柏　知母各一钱　白芍酒炒　栀子杵，各一钱五分　川芎一钱

苍术汤和　治湿热腰腿疼痛。

柴胡　黄柏各一钱五分　苍术米泔水浸，二钱　防风一钱

水煎。如痛甚，加生姜汁冲药服。

大分清饮寒　治积热闭结，小水不利，以致腰腹下部痛极者。

茯苓　泽泻盐水炒　猪苓各二钱　木通　枳壳面煨，去瓤　车前各一钱　栀子杵，一钱五分

如内热甚者，加黄芩、黄柏、龙胆草之类。大便坚硬胀满者，加大黄二三钱。

六味补肾丸补　治肾水虚腰痛者。

熟地八钱　淮山药炒，五钱　萸肉四钱　丹皮一钱五分　茯苓二钱　泽泻盐水炒，一钱　杜仲盐水炒，三钱　牛膝盐水炒　故纸盐水炒，各一钱　鹿茸酥炙，二钱

炼蜜为丸，如绿豆大，每服三钱，淡盐汤下。

八味补肾丸热补　治肾水虚腰痛者。

熟地八钱　淮山药炒，五钱　萸肉四钱　丹皮一钱五分
茯苓二钱　杜仲盐水炒，三钱　泽泻盐水炒　牛膝盐水炒　故
纸盐水炒　附子制，各一钱　鹿茸酥炙，二钱　肉桂去皮，另
研，七分

炼蜜为丸，如绿豆大，每服三钱，淡盐汤下。

杜仲汤补　治肾虚腰痛脚软。

川杜仲盐水炒去丝，一两

酒水各半煎。

当归地黄汤补　治肾虚腰骨疼痛。

熟地五钱　淮山药炒　杜仲盐水炒　当归各二钱　萸肉
一钱　牛膝盐水炒，一钱五分　炙草八分

如下部虚寒，加肉桂五六分。甚者，加制附子一二
钱。多带浊者，加故纸一钱，或金樱子二钱。气虚，加
党参二钱，枸杞二钱。

胡桃汤温补　治肾虚腰痛。

破故纸盐水炒，一钱五分　川杜仲盐水炒　胡桃仁杵烂，
各四钱

鹿茸丸补　治肾虚腰痛，不能转侧。

鹿茸酥炙　菟丝饼各一两　小茴香五钱

研末，用羊腰子二只，酒煮烂，去膜，共药，捣末
如泥，和丸如绿豆大，每服三钱，温酒或淡盐汤下。

青娥丸温补　治肾虚腰痛，益精助阳，乌须，壮
脚力。

胡桃肉一两　川杜仲盐水炒，八钱　破故纸盐水炒　大

茴香　巴戟天各四钱

共研末，炼蜜为丸，如绿豆大，每服三钱，温酒下。

补髓丹温补　治老人虚弱，肾伤腰痛，不可屈伸。

杜仲盐水炒去丝，十两　鹿茸酥炙，四两　补骨脂四两，用芝麻五两同炒，以芝麻黑色无声为度，去芝麻不用

共为细末，用胡桃肉三十个，水浸去皮，捣为膏，入面少许和丸，如绿豆大，每服三钱，白汤或温酒下。

瘀血腰痛列方

鹿角饮和　治瘀血腰痛如刺。

鹿角炒，一两

研末，酒开，每服三钱。

舒筋汤热　治闪跌血滞，腰腹疼痛。

元胡索　当归　肉桂去皮

等分为末，每服二钱，温酒下，或用白汤，冲酒一杯下亦可。

生军散　治闪跌腰痛，及肩挑重物受伤。初时不觉，日久方痛者亦效。

生大黄八钱

研末，先以葱白捣烂炒热，于痛处擦遍，随用生姜汁调大黄末敷，盖以粗纸，一日一换，并尽量饮好烧酒，极效。

热　症

　　凡热过即退者，潮热也。热而尚微者，温热也。常热不已者，壮热也。又有午前热，午后热，日静而夜热者。热病虽多属阳，当分真假。如大便干结，小便赤涩，神气清明，声音强壮者，实热也。药须清凉。或肢体发热，大便溏泄，小便清长，声微气短者，虚寒也。药宜温补。又云：口或渴，唇或红，好饮冷水者，真热也。口不渴，唇不红，好饮滚汤者，真寒也。倘辨之不明，以假作真，杀人如反掌。

热症列方

　　石斛青蒿汤凉　治火之微，非壮热者。

　　石斛三钱　银花　麦冬去心　地骨皮各二钱　丹皮一钱青蒿　连翘　黑山栀杵，各一钱五分

　　加淡竹叶十片，灯心一团煎。口渴加花粉二钱。

　　抽薪饮寒　治诸火炽盛而壮热者。

　　石斛一钱五分　黄芩　栀子净仁炒，杵　枳壳面煨，去瓤泽泻盐水炒　黄柏　木通各一钱　甘草五分

　　如热在经络肌肤者，加连翘、花粉以解之。热在血分大小肠者，加槐花、黄连以清之。热在阳明头面，或躁烦口渴便实者，加生地、石膏以降之。热在下焦，小水痛涩者，加车前、龙胆草以利之。倘痛未除，则去甘

草，用甘草梢一钱。热在阴分，津液不足者，加生地、麦冬、白芍之类以滋之。热在肠胃，大便闭结者，加大黄、朴硝以通之。

一阴煎 凉补　治水亏火胜而热者。

熟地四钱　生地二钱　白芍酒炒　麦冬去心　丹参各一钱五分　甘草七分

如火盛躁烦者，加龟胶二钱。心虚不眠者，加当归、炒枣仁。汗多烦躁，加五味子，或再加淮山、萸肉、女贞子。吐血衄血，加泽泻以降之，加茜根、川续断以涩之。

人参清肌汤 补微散　治午前潮热，气虚无汗者。

党参去芦，米炒　白术饭蒸　白芍酒炒　当归　茯苓柴胡各一钱五分　干葛二钱　甘草七分

加生姜二片，红枣二枚煎。

白术除湿汤 凉补　治午后发热，背恶风，四肢沉困，小便色黄者。又治汗后发热。

党参去芦，二钱　生地　白术净　地骨皮　茯苓各一钱五分　泽泻盐水炒　知母各一钱　炙甘草七分

二皮四物汤 凉补　治日静夜热者。

生党参去芦　白芍酒炒　丹皮　沙参各一钱五分　地骨皮二钱　生地一钱　甘草六分

水煎。如体质寒苦，去生地，加煨姜一片。

当归补血汤 补　治血虚身热，或口渴，目赤，面红者。

黄芪炙，六钱　当归一钱，水煎

四君加芪汤补　治阳虚外热。

党参去芦，米炒，二钱　炙芪　白术净　茯苓各一钱五分
炙草一钱

加生姜二片，大枣二枚煎。

补中益气汤补　治虚弱人因劳心劳力，以致表热自汗，头痛口干，不任风寒，四肢困倦，懒于言语者。

炙芪　党参去芦，米炒　白术净，各一钱五分　陈皮七分
归身一钱　柴胡四分　升麻蜜炙，三分　炙草六分

加生姜二片，大枣一枚煎。

十味地黄汤热补　治阴盛隔阳，真寒假热，上则唇焦口燥，下则大便溏，小便或清者。

熟地四钱　淮山药一钱　萸肉　泽泻盐水炒　茯苓
丹皮各一钱五分　肉桂去皮，另炖，五分　白芍酒炒　附子制
元参各一钱

加减圣愈汤补　治寒热往来，非若疟疾之发有定候者。

党参去芦，米炒，二钱　炙芪　归身　柴胡各一钱五分
熟地四钱　白芍酒炒，一钱　炙草八分

加生姜一片，红枣一枚煎。

附诸热方

柴防煎散微凉　治温热时症。
柴胡　防风　桔梗各二钱　甘草一钱
水煎。

柴葛解肌汤寒散　治温热症，发热，头痛，不恶

96

寒，与伤寒异者。

柴胡　葛根　黄芩　丹皮各一钱五分　生地二钱　赤芍　贝母杵　知母各一钱　甘草六分

生熟地黄汤凉兼补　治燥症，其人鼻干，口渴，咽痛，舌燥，目火，便秘，干热，惟秋冬时久晴乃有此病。而吸鸦片者，更易犯，不可发散。

熟地三钱　生地二钱　天冬　麦冬去心　归身　花粉各一钱五分　沙参二钱　元参一钱

加蔗汁一酒杯冲服，或藕汁、梨汁均可。

不　寐

此症当分有邪无邪。有邪者，神为病扰则不静，不静则不寐，乃实症也。去其病则寐矣。若无邪者，皆由营气之不足，营主血，血虚则无以养心，心虚则神不守舍，故或为惊惕，或为恐畏，或有所系悬，或多所妄思，以致神魂不安，终夜不寐，此虚症也。治之者，宜以养营气为主。又云：茶性凉，多饮茶则阳为阴抑则不寐。心本藏神，心有事动而不静，则不寐。

不寐列方

酸枣仁汤补微凉　治气血俱虚，内无津液，烦热惊悸不寐者。

党参去芦　枣仁即炒杵，各一钱五分　麦冬去心，二钱

龙眼肉六分　竹叶十片　炙草七分

养心汤补兼凉　治体质素弱，或病后思虑过多，心虚惊悸不寐。

熟地二钱　生地酒炒，一钱　党参去芦　枣仁即炒杵
麦冬去心，各一钱五分　归身　茯苓各一钱　炙草七分

加五味子十五粒，灯心一团煎。

补心汤凉补　治思虑过多，心神溃乱，烦躁不寐者。

生地酒炒　茯苓各二钱　枣仁即炒杵　当归朱砂末拌
莲仁去心　麦冬去心，各一钱五分　竹叶十片　甘草七分

加灯心一团煎。

益营汤补　治思虑过度，心血耗伤，怔忡恍惚不寐。

党参去芦，米炒，二钱　炙芪一钱　枣仁即炒杵　茯神
当归各一钱五分　远志去心，三分　白芍酒炒，一钱　炙草六分

加生姜二片，木香三分煎。

附惊悸列方

远志饮温补　治心劳虚寒，梦寐惊悸。

党参去芦，米炒　当归酒炒　枣仁即炒杵　茯神各一钱五分　远志去心，四分　黄芪炙，一钱　肉桂去皮，另炖，三分
炙草六分

加生姜二片煎。酸枣仁汤亦治惊悸，方在不寐内。

平补镇心丸补微凉　治心血不足，时或怔忡，夜多

98

乱梦，如坠崖谷，常服安心肾，益营卫。

党参去芦，米炒，五钱　熟地酒蒸　淮山药姜汁炒　茯神各四钱　龙齿煅　麦冬去心，各三钱　枣仁即炒杵　天冬北五味各二钱　远志去心，一钱　当归三钱

炼蜜为丸，如绿豆大，每服三钱，米饮或温酒下。如欲温补者，加肉桂二钱。

镇惊丹补　治夜睡惊悸。

当归三钱　朱砂研末，二分　猪心一只，切片同蒸，连汁食

附身痒列方

荆防生地汤凉散　治身痒难忍。

防风　荆芥各一钱　赤芍　生地　银花各八分　木通五分　甘草三分

二味消风散散　治同上。

薄荷叶　蝉蜕去头足

等分研末，每服二钱，温酒调下。

洗身去痒方

用浮萍煎浓汤，洗之即愈。

不　思　食

凡人精血之司在命门，水谷之司在脾胃，脾胃者具坤顺之德，而有乾健之运也。故坤德或惭，补土以培其

脾湿，乾健稍弛，益火以助其转运。迫土强火旺，则出纳自如，转输不息，即能食矣。世俗不悟，每见不能食者，便投香、砂、枳、朴、面、卜、楂、芽等药，甚至用黄连、山栀，以为开胃良方，害人不少。又有辨于其微者，不饥不思食，是脾病。饥不能食，是肝病。治者其审之。

不思食列方

和中汤补　开胃进食。

党参去芦，米炒，三钱　白术净，二钱　木瓜去瓤　陈皮各一钱　砂仁杵，六分　炙草七分

加煨姜三片，红枣二枚煎。如胃寒去煨姜，换用干姜五七分，或一钱，随宜。

加味四君汤补　治脾胃气虚，口淡食不知味，及耳鸣脚软，虚弱等症。

党参去芦，米炒，二钱　黄芪炙　白术净　白扁豆炒，杵　茯苓各一钱五分　炙草七分

加生姜二片，大枣二枚煎。

六君加味汤补微热　治脾胃虚弱，及过服凉药，以致饮食少思，或吞酸嗳腐，或恶心呕吐，或米谷不化者。

党参去芦，米炒，二钱　白术净炒　茯苓各一钱五分　炮姜一钱　半夏制，一钱五分　陈皮　炙草各一钱

加生姜二片，大枣二枚煎。如有滞，加木香、砂仁。

丁香茯苓汤 大热行滞　治脾胃虚寒，宿食留滞，否[1]塞疼痛，气不升降，以致呕吐涎沫，或呕酸水，不思饮食。

陈皮　半夏制　茯苓各一钱五分　丁香三分　附子制　砂仁杵，各五分　肉桂去皮，另炖，四分　炮姜七分　木香六分

加生姜三片，大枣二枚煎。

附伤食列方

凡人必有胸闷，吞酸嗳腐，腹胀腹痛等，方是此症。若无此等症，但见头痛、发热，乃是外感，切不可误用消导药，以引邪入里，变症百出，为害非轻。

加味平胃散 和　治伤食。

苍术米泔水浸，一钱五分　厚朴姜汁炒，一钱　陈皮一钱　炙草七分

加生姜二片，红枣二枚煎。如伤米面之食，加谷芽、麦芽、神曲。伤肉食，加山楂、神曲，或加萝卜子以消之，食尚在膈，服药后以手探吐，其愈最速。伤食已久，腹满拒按，须用承气汤下之。下后服香砂六君，加炮姜，以调养脾胃。

---

① 否：通"痞"。

霍　乱

此症上吐下泻，有外受风寒，寒气入脏而病者。有不慎口腹，内伤生冷而病者。有因事忍饥，胃气已伤而病者。有一时过饱，食不能化而病者。有水土气令，寒温不时，遇之而病者，有旱潦暴雨，清浊相混，感之而病者。总之皆是寒湿伤脾之症。又有转筋霍乱者，其足腹之筋，拘挛急痛，甚至牵缩阴丸，痛迫小腹，最为急候。此足阳明、厥阴，气血俱伤之症也。更有干霍乱者，其症上欲吐而不能，下欲泻而不得，胸腹胀急疼痛，俗名为绞肠痧。此必内有饮食停滞，外有寒邪闭遏，阴阳拒格，气道不通，尤为危急。宜先用盐汤探吐去滞隔，以通清气，然后服温中散滞之药，庶无所误。凡霍乱吐泻之后，胃气未清，一切饮食之物，稍迟为佳，虽粥汤亦不可急与。著其邪滞复聚，则为害不小。

霍乱列方

加味二陈汤和　治霍乱呕吐，或兼泻。

陈皮一钱　藿香　茯苓各二钱五分　制半夏二钱　炙草一钱　生姜三片

藿香正气汤和　治感四时不正之气，霍乱吐泻，头痛，寒热往来者。

藿香　紫苏　白芷　大腹皮酒洗　桔梗各一钱　厚朴

姜汁制　白术净　白茯苓　陈皮　半夏制　炙草各八分

加生姜三片，红枣一枚煎。

一味简便方和　治霍乱。

樟木皮一两

不如用白矾三钱，开水冲服最简便最效。

水煎服。又方吐泻不止，用艾一把煎浓服。

六和汤和　治夏秋暑湿伤脾，或饮冷乘风，多食瓜果，以致客寒犯胃，食留不化，遂成霍乱。

党参米炒，去芦　半夏制　砂仁杵，各一钱　扁豆炒，杵　藿香　赤茯　木瓜各二钱　炙草一钱

加生姜三片，红枣一枚煎。

平胃散和　治脾胃不和，胀满呕吐，霍乱等症。

藿香一钱五分　苍术米泔水浸　厚朴姜汁炒　陈皮各一钱

加生姜二片煎。如吐多，加制半夏一钱五分。腹痛，加砂仁七分，木香一钱。寒加干姜五七分，或一钱。

冷香汤大热峻剂　治夏秋水湿，恣食生冷，阴阳相干，遂成霍乱，肚腹刺痛，胁筋胀满，烦躁引饮无度者。

草豆蔻净仁，煨，杵　附子制　良姜各一钱　丁香七分　白檀香　炙草各一钱

水煎候冷，于呕吐时服之。

附子粳米汤大热峻剂　治霍乱手足逆冷，多呕少吐者。

干姜微炒，一钱　附子制　半夏制，各一钱五分　炙草一钱

加粳米一撮，大枣二枚煎。

转筋霍乱列方

木瓜汤温　治霍乱吐泻不已，转筋扰乱。

吴萸泡，一钱　茴香炒，一钱　木瓜三钱　炙草一钱五分
加生姜三片，紫苏叶十片煎。

四顺附子汤大热峻剂　治霍乱转筋，吐泻，手足逆冷，气少不语，身冷汗出者。

党参去芦，米炒，二钱　附子制，一钱五分　干姜炒　炙草各一钱

干霍乱列方

白矾散微凉　治欲吐不出，欲泻不行，兼之腹痛，俗名绞肠痧者。

白矾一钱
研末，用阴阳水调服。冷水滚汤各半冲匀，便是阴阳水。

三　消

此症当分上中下。上消者，上焦病也。大渴引饮，随饮随渴，以上焦之津液枯涸，其病在肺。中消者，中焦病也。多食善饥，不为肌肉，日加消瘦，其病在脾胃。下消者，下焦病也。小便黄赤，为淋为浊，如膏如

脂，面黑耳焦，日渐消瘦，其病在肾。古人悉以为火。然有实火者，有虚火者。此多真阴不足也。倘不辨虚实，其不误者鲜矣。天花粉乃治消渴之神药，惟半夏一味，三消俱忌。且血虚者禁用。汗多者禁用。口干咽燥，大便难者，亦禁用。

三消列方

四物汤加味补　通治三消。

熟地四钱　当归二钱　川芎一钱　白芍酒炒，一钱五分

如上消，加党参二钱，麦冬一钱五分，花粉二钱，北五味六分，以生津液，或再加藕汁、人乳，冲药服。饮酒人宜加干葛一钱五分。中消，加知母、滑石各一钱五分，生石膏三钱，以降胃火。下消，加黄柏、知母各一钱，北五味六分，熟地四钱，以生肾水。

花粉饮凉　治上消。

生地　麦冬去心　干葛　花粉各二钱　北五味六分甘草七分

加粳米百粒煎。

玉壶饮微凉兼补　治同上。

生党参去芦，三钱　花粉三钱

如饮酒人，加干葛一钱。

火府丹凉　治上消，心经有热，并治淋症。

生地三钱　黄芩　木通各一钱

水煎。

人参白虎汤大寒峻剂　治中消烦热，并治瘅黄，狂

躁大渴等症。

生石膏_{三钱} 知母_{二钱} 党参_{去芦，一钱五分} 甘草_{一钱}

加粳米一撮煎。

调胃承气汤_{大寒峻剂} 治中消善饥，而大便结者。

生军_{二钱} 朴硝 甘草_{各一钱}

水煎。

六味地黄汤加减_{补微凉} 治下消肾水虚者。

熟地_{四钱} 淮山药_{二钱} 萸肉_{一钱} 花粉_{二钱} 茯苓_{一钱五分} 炙草_{七分}

八味地黄汤加减_{补微热} 治下消肾火虚者。

熟地_{四钱} 淮山药_炒 花粉_{各二钱} 茯苓_{一钱五分} 萸肉_{一钱五分} 泽泻_{盐水炒，一钱} 肉桂_{去皮，另炖，五分} 北五味_{六分}

痰 饮

凡水气上逆，得阳煎熬，则稠而成痰。得阴凝聚，则稀而为饮。皆以脾肾二经为主，以水归于肾，而受制于脾也。治之者，当求其本。又云饮为水液之属，凡呕吐清水，胸腹膨满，及肠胃渥渥有声者便是。若痰则稠浊，无处不到，五脏受伤，皆能致之。二者无非水谷之化，但化得其正，则为血气。化失其正，即成痰涎。痰涎日盛，其人元气之虚可知矣。痰之由生，有因热者，有因寒者，有因风者，有因湿者，有因酒积者，有因食积者，有脾虚不能摄涎者，有肾虚不能摄水者。治痰必以顺气为先，治饮须以温中为要。肠有水饮，散则有声，聚则不利。

痰症列方

二陈汤和　通治诸痰。

陈皮一钱五分　半夏制　茯苓各二钱　炙草一钱

加生姜二片，红枣二枚煎。如风痰，加制南星一钱五分，白附子一钱。热痰，加黄芩一钱五分。寒痰，加干姜一钱，肉桂四分。湿痰，加苍术一钱五分。郁痰，加厚朴、香附、苏叶。惟燥痰，则不宜此汤，以有半夏、茯苓，其性过于渗燥也。又陈修园加味方，如火痰加海粉、黄芩、海石、栝蒌仁之属。寒痰加干姜、附子。风痰加天麻、竹沥、姜汁、制南星之属。燥痰加玉竹、天冬、栝蒌仁。湿痰加苍术、白术。郁痰加川芎、贝母、香附、连翘。虚痰加党参、白术。实痰加旋覆花、枳实。食积痰，加莱菔子。痰多头痛，加天麻一钱五分。膈上热痰，令人呕吐，加黄芩、栀子、生姜，顽痰胶固，加枳壳、胆星。嗜酒人，手臂重痛麻木，加苍术、枳壳、片子姜黄。以上俱是治痰，非治饮，切勿混用。然亦有用此方，加前胡二钱，白芥子一钱五分，治停饮胁痛者。

六味地黄汤补　治肝经血燥，及肾水亏损而生痰者。

熟地四钱　淮山药二钱　萸肉　丹皮　茯苓各一钱五分
泽泻盐水炒，一钱

饮症列方

泽泻汤和　治心下有支饮，其人苦眩冒。凡饮症切不可用阴药，如地黄、麦冬、北味之类，俱忌之。

白术净，二钱　泽泻盐水炒，四钱

大半夏汤和　治饮症及脾胃不和。

陈皮　半夏制　白茯苓各二钱

加生姜二片煎。

小半夏加茯苓汤和　治饮症呕吐，心下痞，膈间有水气。

制半夏　白茯苓各三钱

加生姜五片煎。

茯苓甘草汤温　治水饮停蓄心下，或时而悸者。

白茯苓三钱　桂枝　炙草各一钱

加生姜六片煎。

桂苓术附汤大热　治饮症属虚寒者。

白术净炒　茯苓各三钱　肉桂去皮，另炖，四分　附子制，一钱

加生姜汁半酒杯，冲药服。

理中化饮汤热补　治脾胃虚寒，饮停于内，呕吐少食，或大便不实，小便或清者。

党参去芦，米炒　半夏制　茯苓各二钱　白术净炒，三钱
炮姜　炙草各一钱　生姜二片

白术姜附汤大温　治饮症腹痛，肠内时响，或呕吐，或呕出，并所下之粪，如红米粥，或色带黯黑，此兼脾虚，不能摄血，最危之候。凉药点滴不可入口，慎之。

白术净炒，四钱　半夏制，二钱　炮姜二钱　白茯苓二钱　附子制，三钱　炙草一钱五分

癫 狂 痫

此症不过调中，补北，泻东南，不必过求奇险。

癫者，痴呆之状，哭笑无时，语言无序，其人常静。狂者，骂詈不避亲疏，其人常动。更有忽然昏倒，口角流涎，或作六畜声，愈后如平人，作止有间断者，名之为痫。此皆由痰火为病，治者审之。

癫狂痫列方

生铁落饮寒　治癫狂，坠痰火，镇心神。

川贝杵，三钱　麦冬去心，二钱　元参一钱五分　石菖蒲　胆星　橘红　连翘各一钱　白茯神二钱

用匠人所锤烧红生铁，纷纷飞落之铁花一大碗，水煎三炷香久，去铁花，取水，加朱砂二分，同药煎服。入竹沥水半酒杯，冲服更验。

清膈煎寒　治痰因火动而癫狂者。

陈皮一钱五分　海石三钱　胆星一钱　白芥子五分　贝

母_杵　木通各二钱

清心汤_{大寒峻剂}　治心受热邪，狂言叫骂，动履失常。

黄连_{六分}　黄芩　栀子_{净仁炒，杵}　连翘　薄荷　甘草各_{一钱}　大黄_{一钱}　朴硝_{一钱}

加竹叶二十片煎。粪溏则去大黄、朴硝。

苦参丸_凉　治狂疾触发无时，披头大叫，每欲杀人，不避水火。

苦参_{二两}

研末，炼蜜为丸，如绿豆大，每服二钱，白汤或清茶送下。

磁朱丸_和　治癫狂如神。又治耳聋，及眼目神水渐散，睹物成二体。内障，神水淡绿淡白色，均治。

真磁石_{一两}　朱砂_{五钱}　神曲_{一两五钱，不得经火}

共研细末，另用神曲五钱，水煎干入药，前药炼蜜为丸，如绿豆大，每服二钱，白汤下。

人参琥珀丸_和　治癫痫。

党参_{去芦，米炒}　琥珀各_{五钱，另研}　枣仁_{酒浸，炒香，二钱五分}　石菖蒲_{五钱}　远志_{酒浸，去心}　乳香_{制，另研，各四钱}　朱砂_{三钱}　白茯苓_{五钱}

炼蜜为丸，如绿豆大，每服二钱，温酒下或煎枣汤下。

矾朱散_{微凉}　治同上。

郁金_{七钱}　白矾_{三钱}　朱砂_{水飞过，一钱}

研末，每服一钱，薄荷汤调下。

青榄膏和　治同上。

青榄子十斤

入石臼内捣烂，用砂锅煎至无味，去渣，熬成膏，加入白矾末八钱，搅匀，每早晚服一小酒杯，滚水开下。或用铜锅煮熬俱可。

参术茯神汤补　治癫狂痫，愈后培补。

党参去芦，米炒　白术净　半夏制，各二钱　石菖蒲一钱　茯神朱砂末拌，五钱　菟丝饼三钱　炙草一钱　制附子一分

不知医必要卷二终

不知医必要卷三

广郁　　梁廉夫　子材著
　　　　吉祥　　嵩生
男　　庆祥　　善卿　　校字
　　　　瑞祥　　紫波

呕　吐

此症必有所因，因寒滞者，腹多疼痛。因食滞者，胸多胀满。因气逆者，胀连胁肋。因火郁者，渴而躁热。因痰饮者，必先渴水。因风邪者，每兼发热。若无此诸症，悉属胃虚。王太仆曰：食不得入，是有火也。食入反出，是无火也。即此二语，可辨寒热。

呕吐列方勿混作翻胃治

二陈汤　治脾胃不和而呕吐。

陈皮　茯苓各一钱五分　半夏制二钱　炙草七分

加生姜三片煎。食入而出是寒症。加藿香一钱五分，炒砂仁五分，煨姜三大片。寒甚，则不用煨姜，加干姜五六分或一钱。食不得入是热症，加党参一钱五分，黄芩一钱，黄连五分。如为饮食所伤，吞酸嗳腐，加砂仁五分，苍术、藿香、麦芽、山楂各一钱。吐酸水加吴萸七分，黄连五分。呕吐无物，加党参一钱，竹茹一钱五分，旋覆花二钱，代赭石三分，大枣三枚，生姜再加二片。发热有风邪者，加荆芥、防风各一钱五分，头痛，加川芎二钱五分。脾胃虚弱而呕吐者，加炒党参、白术各二钱，炒砂仁四分，木香湿纸包煨六分。兼腹痛者，加藿香一钱五分，木香一钱，或六七分，随宜。

竹茹汤凉　治胃热呕吐。

半夏制二钱　干葛　竹茹各一钱五分　甘草一钱

加生姜三片，红枣二枚煎。

葛花汤和　治饮酒过多，痰逆呕吐。

党参去芦　葛花　白术净　泽泻盐水炒　茯苓　白蔻杵　砂仁杵，各一钱　猪苓　陈皮　青皮各七分　神曲炒，杵　木香各五分

加生姜三片煎。

小半夏加茯苓汤和　治呕吐，心下痞，膈间有水，眩悸者。

茯苓三钱　半夏制，二钱

加生姜三大片煎。

二术二陈汤和　治呕吐清水如汁。

白术净，炒　半夏制　茯苓各一钱五分　苍术米泔水浸，切　陈皮各一钱　炙草七分

加生姜三片，红枣一枚煎。如虚寒者，加党参二钱，煨姜三大片，或加干姜七八分，随宜。食滞加神曲

113

一钱，砂仁五分。腹痛加藿香一钱五分，木香七分。

吴茱萸汤温　治干呕，胸满，吐涎及头痛，食谷欲呕者。

党参去芦，米炒，三钱　吴萸泡，七分

加生姜五片，红枣二枚煎。一方制半夏二钱，干姜一钱，治干呕吐寒痰。

温胃饮热补　治中气虚寒，呕吐，不思饮食。

党参去芦，米炒，三钱　白术净　扁豆炒，杵　半夏制，各二钱　陈皮七分　干姜炒，八分　炙草一钱

如胸腹痛者，加藿香一钱五分，砂仁五分，木香七分。大呕大吐，不能止者，加炒高丽参三钱，炒白术一钱，另研胡椒末二分，冲药服。

翻　胃

此症当辨新久及所致之由。或由酷饮无度，或由伤于酒湿，或由纵食生冷，败其真阳。或由七情忧郁，竭其中气。无非内伤之甚，以致损伤胃气而然。治之者，新病可兼去滞解郁，久病必须扶助正气，健脾养脾胃为主。王太仆云：食入反出，是无火也。此诚一言而尽。然无火之由，而犹有上中下三焦之辨。寒在上焦，则多为恶心，或泛泛欲吐者。此胃脘之阳虚也。寒在中焦，则食入不化，食至中脘，或少顷，或半日复出者。此胃中之阳虚也。若寒在下焦，则朝食暮吐，暮食朝吐，乃

以食入幽门，丙火不能传化，故久而复出，此命门之阳虚也。治之者，当求其本始效。呕吐方内亦有，可通用。初愈宜饮参汤，或食稀粥饭，只可食半盅，由渐而加，一月后可复常。亦切不可过饱。

翻胃列方

陈皮半夏汤和　治病在上焦，恶心呕食。
陈皮一钱五分　半夏制，二钱
加生姜三片煎。如有痰，加茯苓二钱。

人参半夏汤热　治上焦为寒所伤，而恶心呕食者。
党参米拌，炒，去芦，三钱　半夏制，二钱　干姜八分
水煎。

加味六君子汤温补　治病在中焦，呕而兼有痰者。
党参去芦，米炒　半夏制，各二钱　白术净　茯苓各一钱五分　陈皮　炙草各一钱　吴萸五分　生姜三片

理中加半夏汤热补　治病在中焦，脾胃虚寒，食入反出者。
党参去芦，米炒　半夏制，各二钱　白术净，炒　归身各一钱五分　干姜炒　荜茇　炙草各一钱

右归饮加减汤热补　治病在下焦，朝食暮吐，暮食朝吐，食入久而反出者。
熟地四钱　淮山药炒　半夏制　枸杞各二钱　萸肉一钱五分　附子制，一钱　肉桂去皮，另炖，五分　炙草七分

地黄肉桂汤热补　治同上。愈后宜服六味地黄丸，或加肉桂。

党参去芦，米炒，三钱　熟地四钱　半夏制　归身各二钱
吴萸泡七分　肉桂去皮，另炖，六分

附子散大热　治病在下焦，而反胃者。

大附子一个　新烧砖一只

将附子淬入生姜汁，放在砖上，四面烧红，炭火逼
干，再干再逼，约姜汁尽半碗，研末，每服一钱，米饮
下。姜要自然汁，砖要新，方佳。

香橼甘蔗汤和　通治反胃。

干香橼二大只，熬浓汁　甘煎汁五碗　生姜汁一茶杯

和匀，早晚每服大半茶杯。

噎　膈

食不得入为噎。食虽入咽，即带痰吐出为膈。此皆
由忧愁思虑，积劳积郁，或酒色过度，以致血液俱耗，
上下干槁而然。赵养葵则归于治肾，肾乃胃之关门，关
门不利，升降息矣。惟肾旺则胃阴充，胃阴充则能食，
以大剂六味、八味地黄汤为主。而高鼓峰等又宗其法而
变通之，专取阳明。以六味地黄汤，去丹皮、泽泻、茯
苓，加甘草、枸杞、生地、当归，使一派甘润之药，以
养胃阴。胃阴上济，则贲门宽展，而饮食进胃。阴下达
则幽门、阑门滋润而二便通，服十余剂而愈。薛立斋则
以归脾、六君等汤，与六味、八味地黄丸间服。或谓此
症往往六七日不大便，则陈物不去，宜以大黄下之。随

用芝麻煎浓饮之。惟张仲景之法最佳。以半夏为主，而降冲任之逆，以人参为辅，而生既亡之液。若于此而得其悟机，又审其寒热虚实而施治之则善矣。幸而能愈，初一二日，只可饮参汤与稀粥一盅。三日后，由渐而加。十日后，方可食饭。然亦不得饱食，饱食伤胃，则病复难救。

噎膈列方

开膈法

甘蔗约四寸，去皮，切片如钱　白米一酒杯，以水润透

用磁碗一只，将蔗与米放入碗内，盖密，慢火蒸成饭，先取蔗与病人徐徐嚼咽其汁，喉咙乃开，随食此饭开膈，后看症服药。

四物加味汤补　治噎膈。

熟地四钱　当归二钱　川芎一钱　党参去芦，米炒　半夏制　白芍酒炒，各一钱五分

加甘蔗汁、牛乳，各一酒杯，冲药服。

加减六味地黄汤凉补　治同上。

生地　当归各二钱　半夏制　萸肉　淮山药　枸杞各一钱五分　甘草六分

如寒则去生地，加熟地三钱，肉桂四分，附子七分，甘草炙。

归脾汤补　治同。

黄芪炙　党参去芦，米炒　枣仁即炒枋　白术蒸饭　白芍酒炒，各一钱五分　当归三钱　龙眼净肉，六分　木香七分

远志去心，三分　炙草五分

如有痰涎多者，加泡吴萸六分。

葛花半夏汤补　治好饮酒人噎膈。

党参去芦，米炒，三钱　半夏制　葛花各二钱　白术净
茯苓各一钱五分　陈皮一钱　炙草七分　生姜二片

加牛乳或羊乳半茶杯，冲药服。如痰涎多者，加泡
吴萸六分。

乌药半夏汤和　治气滞人噎膈。

党参去芦，米炒，三钱　半夏制　乌药各二钱　香附酒
炒，杵　茯苓各一钱五分　陈皮去白，一钱　砂仁杵，七分
炙草六分

加生姜二片煎。加味照前。

神曲半夏汤消食兼补　治不节饮食人噎膈。

党参去芦，米炒，三钱　白术净，炒　半夏制，各二钱
神曲炒　山楂　茯苓各一钱五分　陈皮去白，一钱　炙草七
分

生姜三片同煎。加味照前。如大便结，三方俱加当
归二钱。一老医云：此症宜饮牛乳，或同姜汁、蔗汁、
陈酒服均佳。若徒服香燥之药，以取快一时，破气而燥
血，是速其死也。

生姜汁煎补　治噎食不下，咽喉闭塞，胸膈烦闷。

高丽参去芦，米拌炒　百合各二两　牛酥　白蜜　生姜
汁各五两

共入铜锅内煎，去渣熬膏，每服一酒杯，缓缓咽下。

金银花膏微凉　治噎膈胸痛畏食者。

金银花十两

水煎去渣，慢火熬成膏，早晚每服一酒杯，米汤下。

枇杷叶煎兼补　噎膈均治。

党参去芦，米炒，一钱五分　半夏制，二钱　阿胶蛤粉炒珠，一钱五分　枇杷叶去毛，蜜炙，三钱　陈皮六分　炙草五分　生姜三片

老人噎食不通方

黄雌鸡肉四两，茯苓二两，白面六两，作馄饨入白油煮食，三五次即愈。

治噎膈奇方

香橼一只，挖通心，以干结人粪填入，仍封口，火煅三炷香久，取出碗盖存性，研细末，每服二钱，黄酒下，三次即效。如无香橼，用萝卜亦可。

呃　逆

此症虽由气逆而然，然有兼寒兼热，有因食滞气滞，亦有因中气虚，阴气竭者。治之当察其声强气盛，多宜清降，声小息微，悉宜温补。若大病之后而见此者，乃虚脱之呃，殊非吉兆。凡呃逆多至七八声相连，收气不回者，难治。

呃逆列方

柿蒂饮和　治寻常呃逆。

柿蒂二钱

水煎。一方，加丁香七分，治胸满呃逆不止。又方，用雄黄二钱，研细末，酒煎，令病人以鼻常闻之，即愈。

姜蜜饮温　治呃逆久不愈，连连四五十声者。

生姜汁半盅

加蜜调匀炖热服。

安胃饮凉　治胃火上冲，呃逆不止。

党参去芦　陈皮　山楂　麦芽　木通　泽泻盐水炒　黄芩　石斛各一钱

橘皮汤微凉　治气郁火冲呃逆。

党参去芦　半夏制，各一钱　竹茹　陈皮各一钱五分　甘草八分　生姜一片

丁香散热　治痢后或病后，胃中虚寒呃逆

党参去芦，米炒　半夏制　陈皮　茯苓各一钱　良姜五分　柿蒂一钱五分　丁香四分　炙草五分

加生姜二片煎。

遗　精

遗精之症，凡有所注恋而梦者，精为神动也，其因在心。有欲事不遂而梦者，精失其位也，其因在肾。有劳倦而即遗者，筋力不胜，肝脾之气弱也。有用心过度辄遗者，中气不足，心脾之虚陷也。有湿热下流，相火

妄动而遗者，脾肾之火不清也。有无故滑而不禁者，下元之虚，肺肾之不固也。有素禀不足，而精易滑者，先天之元气单薄也。有久服冷利等剂，以致元阳失守而滑泄者，误药之所致也。治此者当各求所因，至于年壮孤眠，盛满而溢，则去者自去，生者自生，无足为意。

遗精列方

菟丝子汤 补 治肾气虚损，目眩耳鸣，四肢倦怠，夜梦精遗。

菟丝饼五钱 淮山药炒，三钱 石莲去壳，去心 白茯苓各二钱

水煎。一方，加五味子六分，治小便不禁。

补心神效丸 补 治心神不安，夜梦遗泄。

党参去芦，米炒 淮山药炒 茯神各六钱 远志去心，一钱五分 熟地四钱 枣仁即炒枣，三钱 北五味二钱

加另研柏子仁末三钱，炼蜜为丸，如绿豆大，朱砂为衣，每服三钱，党参龙骨煎汤下。

远志饮 兼补 治心肾不足，恍惚不宁，梦遗泄精。

高丽参去芦，米炒，二钱 淮山药炒，三钱 龙齿煅，一钱五分 石菖蒲一钱 正茯神朱砂末拌，一钱五分 远志去心，五分

茯神汤 凉补 治欲心太炽而梦遗者。

党参去芦，一钱五分 茯神二钱 生地 当归 菖蒲各一钱 远志去心，五分 黄连三分 炙草四分

加去心莲仁七粒煎。

金锁思仙丹补　治嗜欲太过，精血不固。

石莲仁去心　芡实各一两五钱　莲蕊一两

共研末，熬金樱膏和丸，如绿豆大，每服三钱，温酒下，或淡盐汤入酒少许送下。肾虚有火而滑泄，加黄柏一钱。

干葛汤凉　治饮酒人酒味湿热，下干精脏而梦遗者。

白术净，二钱　干葛　茯苓各一钱五分　白豆蔻去壳，杵，七分　黄柏三分　甘草五分

加味四君子汤补　治肝脾气弱，劳倦即遗精者。

党参去芦，米炒，三钱　白术饭蒸，二钱　茯苓一钱五分　远志去心，五分　炙草一钱　生姜二片　红枣二枚

菟丝煎补　治心脾气弱，凡遇思虑劳倦，即苦遗精者。

党参去芦，米炒　菟丝饼各二钱　淮山药炒，三钱　枣仁即炒杵　当归　茯苓各一钱五分　远志去心，四分　炙草一钱

加鹿角霜，研末六分，冲药服。

参桂汤热补　治误服久服寒药，而遗泄者。

高丽参去芦，米炒　萸肉各一钱五分　淮山药炒　茯苓各二钱　菟丝饼三钱　肉桂去皮，另炖，四分

固真散和涩　治才睡即梦泄者。

韭子炒　白龙骨煅，各一两

共研细末，每服二钱，温酒调下，或白汤冲酒一杯送下。

122

金樱子丸补涩　　治遗泄精滑。

菟丝饼五钱　　茯苓酒拌，蒸晒，二钱　　牡蛎煅，一钱五分
金樱子去毛，去核，蒸熟，二钱

共研末，炼蜜为丸，如绿豆大，每服三钱，酒下或淡盐汤下。

玉锁散和涩　　治玉门不闭，遗精日久，如水之漏，不能关束者。

文蛤一两六钱　　白龙骨煅，二钱　　白茯苓四钱

共研细末，每服二钱，淡盐汤下，临睡再服一次。

治遗精奇方

荷叶二两

研细末，每服三钱，酒调下，或白汤加酒一杯送下。

浊症淋症

浊有赤白之分，并有便浊精浊之异。赤浊者热胜于湿，白浊者湿胜于热。便浊色似米泔水，精浊便后如胶粘有丝。此病较淋症颇轻。若淋之为病，古人别为劳、膏、石、气、血五种。膏淋则溺出如膏。劳淋每从劳后而得。石淋则溺如砂石，痛不易出。气淋则气滞不通，脐下闷痛。血淋则瘀血停蓄，茎中刺痛。此皆为热结膀胱所致。治之者当辨人有强弱，病有新久，用药庶不至误。又云：溺出带赤色为赤浊。鲜红色不痛者为尿血。

血来而痛者为血淋。精浊则是因相火妄动，久而痛涩俱去，均宜用宁心固肾等药方合。

浊症列方

加味二陈汤凉　治浊病初起，宜导其湿。

陈皮一钱　白术净，二钱　苍术米泔水浸　半夏制　黄柏　萆薢各一钱五分　茯苓三钱　甘草七分

如赤浊加丹参二钱。体质寒者，去黄柏。病颇久者，当服固剂。

清新莲子饮凉　治赤浊属热者。

炙芪八分　党参去芦　茯苓　石菖蒲各一钱　远志去心，五分　石莲净仁，杵去心，一钱　麦冬去心　地骨皮　黄芩　车前　甘草各一钱五分

分清饮凉　治心移热膀胱而为赤浊，并治诸淋症。

丹参　车前各一钱五分　黄柏五分　川萆薢三钱　白术净　茯苓各一钱　石莲净仁，去心，七分　石菖蒲五分

固精丸和涩　治下元虚损，白浊如脂，小便无度，并效。

牡蛎煅　丝饼　韭子　桑螵蛸酒炙　北味　龙骨煅　茯苓　白石脂煅

等分为末，酒和丸，如绿豆大，每服二钱，淡盐汤下。

萆薢分清饮温　治真元不固，下焦虚寒，或服寒凉利药过多，小便白浊。频数无度，澄如膏糊等症。

川萆薢　益智仁盐水炒　乌药　白茯苓　石菖蒲各一

钱五分　甘草梢一钱

加盐少许煎。

菟丝丸补　治思虑太过，心肾虚损，真元不固，小便白浊，梦寐频泄，尿有余沥。

菟丝饼二两五钱　石莲仁去心，六钱　白茯苓一两五钱

研末，酒和丸，如绿豆大，每服二钱，淡盐汤下。

锁精丸温　治白浊白带，小便频数。

破故纸　白茯苓　五味子炒，各六钱　青盐三钱

研末，酒和丸，如绿豆大，每服二钱，淡盐汤下。

芡实杞子汤补涩　治精浊。

熟地三钱　淮山药炒，二钱　杞子　石莲仁去心，杵　芡实杵，各一钱五分　莲须　牡蛎煅，各一钱　白茯苓一钱五分　茯神一钱

水煎好，另以椿根、萹蓄煎汁，入药再煎服。如热，加黄连六分。寒，加益智仁一钱五分。滞，加乌药一钱五分。

四君子加远志汤补　治心虚白浊颇久者。

党参去芦，米炒　茯苓各一钱五分　白术净，二钱　远志去心，五分　炙草七分

金樱膏温补　治虚劳遗精白浊。

党参去芦，米炒　山药各二两　益智仁盐水炒，一两　桑螵蛸瓦焙燥，二两　薏仁炒　黄肉各四两　川杜仲盐水炒，一两　枸杞子　芡实杵，各一两五钱　青盐三钱

水煎去渣，熬成膏，以金樱膏对半和匀，每服三四匙，空心白汤调下。

水陆二仙丹涩微补　治精脱肾虚，白浊，与补阴药同服，更效。

芡实四两

研末，同金樱膏四两和丸，如绿豆大，每服三钱，淡盐汤下。

加味附桂地黄汤热补　治命门火衰，以致败精为浊。

熟地三钱　淮山药炒　茯苓各二钱　菟丝饼四钱　萸肉　车前各一钱五分　泽泻盐水炒　丹皮各一钱　附子制，八分　肉桂去皮，另炖，四分

淋症列方

五淋散寒　治膀胱有热，小水不通，淋涩不出，或尿如豆汁，或成砂石，或为膏汁，或热而便血，均宜。

山栀净仁，炒，杵　白芍酒炒，各二钱　当归一钱五分　赤茯苓三钱　甘草一钱五分　灯心一团

如气淋，加香附二钱，荆芥、麦芽各一钱五分。血淋，加生地、牛膝各二钱，红花一钱，入麝香少许。石淋，加六一散三钱调下。膏淋，合分清饮煎。劳淋，合补中益气汤煎。如过服金石药，与老人阳已痿而思色，以降其精，致精内败而为淋者，加萆薢二钱，石菖蒲一钱，菟丝饼三钱以导之。

八正散寒微峻　治心经蕴热，脏腑秘结，小便赤涩，淋闭不通，及血淋等症。

滑石　木通　车前　山栀净仁，炒，杵　大黄　瞿麦

126

萹蓄　甘草各一钱

加灯心二十茎煎。

导赤散凉　治心火及小肠有热，小便赤涩，赤浊血淋而渴者。

生地二钱　木通一钱五分　甘草一钱

加竹叶二十片煎。一方有党参、麦冬。

加味六一散凉　治血淋。

滑石二钱　车前一钱　甘草梢四分

加生柏叶、生藕节，捣汁半茶杯，冲药服。

牛膝煎和　治石淋及死血作淋，痛不可忍者。凡五淋，小便不通，茎中痛甚者，均宜。

牛膝盐水炒，捶碎，一两

浓煎去渣，加麝香少许调匀，早午晚分三次服。如气淋，则不用麝香，加乳香末一钱。有遗精症者，禁用牛膝。

发灰散和　治血淋。

乱发洗净，火煅透，研末，二钱

用藕节捣汁半茶盅调服，二三次愈。

假苏散微凉　治气淋。

瞿麦　赤苓　麦冬去心　香附杵　陈皮　荆芥　木通各一钱

海金沙散凉　治膏淋。

海金沙　滑石各五钱　甘草六分

共研细末，每服二钱，灯心汤下。

六味地黄丸补　治淋症久而水虚者。

熟地—两　淮山药炒，八钱　萸肉六钱　茯苓三钱　泽泻盐水炒　丹皮各二钱

炼蜜为丸，每服三钱，白汤下。加肉桂、附子，治冷淋。

琥珀散补　治老人虚人小便不通淋沥。

真琥珀五钱

研末，用高丽参煎汤调匀，每服一钱。

疝　气

此症大抵任病、肝病居多，小肠病亦多，各经间或有之。经云：男子内结七疝，女子带下瘕聚。治之之法，必先治气。盖寒有寒气，热有热气，温有温气。气实者须破气，气虚者须补气，诸症中俱当兼用气药。凡寒症必喜暖恶寒，鼻尖手足多冷，大小便亦不热。若热症必烦热喜冷，或为胀为痛，或大便秘结，或小水热闭不通。伤于寒则阴缩，伤于热则纵挺不收。疝病初起，必以温经、除湿、散寒、行气为主。切不可早用寒凉，以致留邪为害。

疝气列方

加味五苓散温　治疝气初起。

白术净，二钱　橘核杵　茯苓　金铃子各一钱五分　槟榔　猪苓　泽泻盐水炒各一钱　小茴香一钱五分　木通七分

肉桂_{去皮，另炖，三分}

荔香散_和　治疝气痛极，并治小腹气痛等症，俱效。凡在气分者最宜。

荔枝核_{烧微焦}　大茴香_{各六钱}

研末，好酒调服二钱，或三钱，日三次。寒甚者，加泡吴萸三钱。此方加橘核六钱，治肾囊大如斗者。

导气汤_温　治寒疝疼痛。

川楝子_{二钱}　木香_{一钱五分}　茴香_{一钱}　吴萸_{泡五分}

用长流水煎。一方用栗木炭烧红放碗内，加好烧酒半碗，以碗盖住饮之。虽痛不可忍，亦必立止。

神应散_热　治寒疝及诸疝，心腹痛不可忍，以此散气开郁。

元胡索　小茴香　胡椒

等分为末，每服二钱，酒调下。

加味二陈汤_{微热}　通治七疝甚验。

白术_净　半夏_制　小茴香　金铃子_{各一钱五分}　陈皮
泽泻_{盐水炒}　猪苓_{各一钱}　白茯苓_{一钱五分}　木通_{一钱}　肉桂_{去皮，另炖，三分}　炙草

如寒甚者。加干姜一钱，附子一钱。热极者，去肉桂，加黄柏、知母各一钱五分。小便如膏者，加石菖蒲七分，草薢一钱五分。气上冲者，去白术，加泡吴萸六分，当归一钱五分，肉桂再加二分。囊肿如水晶者，加生薏米四钱，桑白皮一钱五分。痛不可忍者，恐脐血为脓致溃，加桃仁十余粒，红花一钱，制乳香一钱。筋缩者，加生薏米一两，川木瓜二钱。顽麻不痛者，加川芎

一钱，槟榔一钱五分。痒者，加刺蒺藜三钱。

胡芦巴丸热 治小肠气，蟠肠气，奔豚疝气，偏坠，阴肿，小腹有形如卵，上下来去，痛不可忍，或绞结绕脐，攻刺作痛者。

大戟三钱 胡芦巴八钱 茴香一两 吴萸泡，五钱 川楝子九钱 制附子三钱

共研末，酒和为丸，每服三钱，空心温酒下。

暖肝煎微热兼补 治肝肾阴寒，小腹疼痛疝气。

当归 枸杞各三钱 茯苓 小茴香 乌药各二钱 肉桂去皮，另炖，四分 沉香六分 生姜三片

加味附桂地黄汤热补 治阴虚疝症。

熟地四钱 淮山药炒，二钱 萸肉 川楝子 丹皮 茯苓 小茴香各一钱五分 制附子 泽泻盐水炒，各一钱 肉桂去皮，另炖，三分

加味归脾汤补 治阳虚疝症。

炙黄芪 白芍酒炒 归身 白术净炒，各一钱五分 龙眼肉一钱 枣仁即炒杵 茴香各一钱五分 党参去芦，饭蒸，二钱 金铃子一钱五分 远志去心，四分 木香六分 炙草七分

治寒疝神方大热 治病甚至于气往上冲，如有物筑塞心脏，欲死，手足厥冷者，二三服除根，痛当立止。

荔枝核烧焦，研末 洋硫黄 陈皮

等分为末，饭丸如绿豆大，每服十四丸，酒下多亦不得过二十丸。一方，葫芦巴子一两，铁锅内炒黑，研末，每服三钱，滚水冲服，出微汗即消。又方，老丝瓜

130

瓦上焙枯，研末，热酒冲服，重者不过三服即愈。虽气痛冲心亦效。

治阴囊肿痛奇方

用葱白、乳香捣烂，即时痛止肿消，或用煨葱入盐少许捣涂亦可。一方，治偏左不痛者。党参三钱，当归、炙芪各二钱，川芎、小茴香、橘核、川楝子、荔枝核各一钱，川椒、制附子各五分，赤芍一钱五分，另炖肉桂五分，分三次冲药服，服一二剂，效验之至。

脚　气

此症自膝至足，或见麻痹，或见冷痛，或见痿弱，或见挛急，或肿或不肿，或渐枯细，或如火热，或有物如指发自踹肠，而气上冲心，是皆脚气之正病。而亦有兼病者，宜辨而治之。又云：肿者为湿脚气，不肿者为干脚气。肿者当除湿，干者当行气。大抵此症，有缓有急。缓者其来渐，初时饮食如故，至二三月久，乃日甚一日。急者其来速，或一二日即危。治之若缓，恐其气上冲心，亦能杀人。寒湿外侵，致成脚气者，十居六七。其症疼痛拘挛，恶寒冻厥，宜以温经除湿为主，故多用麻黄、桂、附、干姜、川乌之属。盖以麻黄、川乌，走而不守，能通行经络。干姜、桂、附，辛甘大热，能助阳退阴清热。湿既除，病无不去。除湿则用苍术、白术、防己、南星。行气利关节，则用羌活、独活、木瓜、槟榔。引经则用木通、牛膝。和血则用生地、当归。此皆不可少之药。凡人不论男女老幼，鞋袜湿，切须速换，即赤脚亦无碍，不然则染脚气之病，慎之。

脚气列方

鸡鸣散温疏散　治脚气，男女皆宜，如感风湿流注，浮肿疼痛者。亦服之甚效。

橘红　木瓜各六钱　槟榔杵，五枚　吴萸泡　苏叶各二钱　桔梗三钱　生姜三片

煎好，约于四五更时分，作三次或六次温服，服毕，食干饭压下，至天明，当有黑粪水泻出，即是肾家所感寒湿之毒。渐当痛住肿消，须迟吃饭。

加减槟榔汤和疏散　治脚气，脚弱名曰壅疾，贵在疏通，春夏尤宜。

橘红　槟榔　苏叶各二钱　炙草一钱

加生姜三片煎。如脚痛不已者，加五加皮二钱，木香一钱。中满不食，加枳壳一钱。痰厥或吐，加半夏一钱五分。转筋者，加吴萸六分。脚肿而痛，加大腹皮、川木瓜各二钱。脚痛而热，加地骨皮二钱。小便不利，加木通一钱五分。大便不通，加大黄一钱五分。妇人脚痛，加当归二钱。室女脚痛，多是肝血滞实，加赤芍药二钱。

独活[①]**汤**热补兼散　治脚气，阳虚寒胜，经气不行，顽麻不用，如神。

麻黄去节　独活　川芎　附子制　牛膝盐水炒　炙芪　党参去芦，均生拌　当归　白芍酒炒　茯苓　白术净炒　杜仲盐水炒　干姜　肉桂去皮，另研　木香　炙草等分研末，每用七钱，加生姜三片，红枣三枚，煎服。凡虚弱之人，受寒湿，此方所必用，切勿以为脚气忌补而弃之。

二妙汤寒　治湿热脚气疼痛者。

苍术米泔水浸，切　黄柏各二钱

水煎，加生姜汁半酒杯冲服。此二味药有雄壮之气，气实者加酒一杯助之，痛甚再加姜汁。又云有气加气药，血虚加补血药。一方，有陈皮一钱，羌活二钱，芍药、甘草各一钱，威灵仙酒炒研末三分。

立效散温疏散　治脚气攻心，兼治暴肿甚效。

木瓜　苏叶　陈皮各二钱　吴萸泡，一钱　槟榔杵，四只

加生姜五片煎，分二次服。

槟榔散和行气　治脚气冲心，烦闷不识人。

茴香　槟榔　木香

等分研末，每服三钱，白汤调下。

半夏散热兼散　治脚气，烦闷呕逆，心胸窒滞，不能饮食。

党参去芦，米炒　赤茯各二钱　肉桂去皮，另炖，四分

---

① 活：江山奇气楼铅印本作"立"。

半夏制　陈皮　前胡　槟榔杵　苏叶各一钱五分

加生姜三片煎。或加淡竹茹一钱。

茱萸散温　治脚气入腹，喘急欲死。

川木瓜　吴萸泡

等分为末，每服三钱，酒调下。

刺脚气方　治脚气肿痛。

白芥子　白芷各五钱

共研细末，姜汁和匀，敷患处。

脱　肛

大肠与肺为表里，肺虚则大肠滑脱。故有因久泻久痢，脾肾气陷而脱者。有因中气虚寒，不能收摄而脱者。有因色欲伤肾而脱者，有因酒湿伤脾而脱者。有因肾气本虚而脱者，有因过服寒凉而脱者。亦有因湿热下坠而脱者。然热者必热赤肿痛，乃系实症。不然非气虚，即阳虚也。须用温补升提之药始效。

脱肛列方

凉血清肠汤凉兼补　治大肠血热脱肛。

生地二钱　当归　白芍酒炒　槐花炒，各一钱五分　黄芩一钱　川芎五分　升麻六分　甘草七分

加味补中益气汤凉补　治脾虚下陷而有热者。

炙芪　党参去芦　白术净　槐花各一钱五分　当归

黄芩各一钱　升麻五分　柴胡七分　陈皮六分　炙草七分

如无热则去黄芩、槐花，加北五味七分，姜枣同煎。

柯子人参汤补　治脱肛。

党参去芦，米炒，二钱　白术净炒　莲仁去心，炒　归身茯苓各一钱五分　升麻蜜炙，五分　柯子杵，一只　炙草七分

加生姜二片煎。如脏寒，加干姜，随宜。或再加附子。

升阳除湿汤和　治酒湿脱肛。

白术净　葛花　茯苓各一钱五分　升麻六分　泽泻盐水炒　苍术米泔水浸　神曲各一钱　甘草五分

加生姜二片煎。

参芪白术汤补　治泻痢与产育气虚脱肛。

党参去芦，米炒，二钱　炙芪　白术净炒　肉蔻霜　茯苓各一钱五分　淮山药炒，二钱　升麻蜜炙，六分　炙甘草七分

加生姜二片煎，或加制附子五分。

补阴益气汤补　治阴虚肝肾不足而下陷脱肛者。

熟地三钱　党参去芦，米炒　淮山药炒，各二钱　当归一钱五分　陈皮七分　升麻蜜炙，五分　炙草一钱　生姜二片

蟠龙散　治热症脱肛肿痛者。

地龙晒干，五钱　风化硝一两

共研细末，先用荆芥八钱，生葱四根煎汤，候温，以软吊淋洗拭净，如温则将药末掺之，干则调芝麻油涂之。须以油纸托上。

明矾五倍子散　治脱肛。

五倍子三钱　白矾二钱

共研末，用水二碗煎沸，候温以软吊蘸汤淋洗，日数次，即上。如脱肛长者，淋洗后，以油纸托上，四围皆用赤石脂研细末掺之。

泄　泻

泄泻之症，有寒有热。实热者，形气有余，声音壮亮，饮食裕如，举动轻捷。虚寒者，形气不足，精神短少，言语轻微，举动疲倦。以此辨之，始无所误。但人之病此，实热固有，而虚寒居多。辨之未真，不如先服平剂为妥。水泻系清浊不分，利其小便自愈。挟湿则兼用去湿药一二味。若口中和，小便清长，切不可利，利则伤阴。又有洞泻一症，忽然大泻不止，或汗或喘，最为危候。多因夏月伏阴在内，虚寒人，恣食寒凉蔬果所致，须速服大剂附子理中汤，乃可挽回。

泄泻列方

四苓汤和　治水泻小便短少者。

白术土炒　泽泻盐水炒　茯苓各二钱　猪苓一钱五分

如脚冷者是挟湿，加苍术一钱。兼感冒身热者，加防风、荆芥各一钱五分。体质寒者，加肉桂三四分。

胃苓汤和　治脾湿泄泻不止。

陈皮　厚朴杵　苍术米泔水浸，各一钱　白术土炒　苍术各二钱　泽泻盐水炒　猪苓各一钱五分　甘草七分

加生姜二片，红枣二枚煎。

扁豆四苓汤和　治夏月暑泻，欲成痢者。

白术土炒，二钱　厚朴姜汁炒，一钱　扁豆炒，杵　泽泻盐水炒　猪苓　茯苓各一钱五分　生姜二片

如有火人①，加藿香一钱，黄连五分。无火大，加肉桂三分。

防风芍药汤和　治泻而腹痛者。

白术土炒，二钱　白芍酒炒，一钱五分　防风　陈皮各一钱

白术芍药汤补　治脾经受湿，体倦泄泻，水谷不化。

白术土炒，二钱　白芍酒炒，一钱五分　炙草二钱

柴胡汤凉　治平人身热，烦渴泄泻。胃寒者，去黄芩。

白术土炒，二钱　黄芩　泽泻盐水炒　柴胡　猪苓茯苓各一钱五分

茵陈饮寒　治热泻，或口渴喜冷，小水不利者，甚验。

山栀子炒，杵　茵陈　泽泻盐水炒　青皮　甘菊花各一钱五分　甘草一钱

七味白术散补微凉　治泄泻而渴者，无论大人小

---

① 人：疑误，应作"大"。

137

儿，应验如神。

党参去芦　白术土炒　茯苓各一钱五分　藿香一钱　木香湿纸包，爆，六分　干葛二钱　炙草七分

如胃寒人，加煨姜二片。

白术汤补　治小便清长而泻者。

白术土炒，四钱　炙草一钱

加炮姜三片，大枣二枚煎。如寒甚，则炮姜换用干姜，随宜。

理中止泻汤热补兼涩　治寒泻，温胃止泄。

党参去芦，米炒，一钱五分　干姜炒，一钱　白术土炒，二钱　肉苁蓉一钱五分　炙草一钱

或加柯子一只，藿香一钱五分。

八味理中汤热补消滞　治脾胃虚寒，饮食不化。食滞泄泻，胸脘痞满。

党参去芦，米炒　茯苓各一钱五分　白术炒，二钱　干姜炒　神曲炒　麦芽各一钱　砂仁炒，杵，五分　炙草一钱

加生姜二片煎。如饮食不化，加生益智仁一钱五分。

五味吴萸汤温　治五更即溏泻，经年不愈，名为肾泄。

肉蔻霜一钱　北五味六分　吴萸泡，五分　白术净炒，一钱五分　炙甘草五分

姜附汤大热峻剂　治忽然暴泻不止，或大汗大喘，手足厥冷，气少不欲言语者。

白术净炒，二钱　附子二钱　干姜炒，一钱五分　良姜一

钱　炙草一钱

水煎。候温急服，如欲呕，加制半夏二钱。

痢　疾

此症所下有红有白，秽浊胶黏，里急后重，欲下不下，当分虚实寒热。实热者，其人必形气强壮，畏热喜冷，不欲衣被，渴欲饮水，小便赤痛，或下纯红鲜血。虚寒者，其人必体质薄弱，喜暖畏冷，常欲衣被，口不渴水，小便清长。若混治，最易杀人。如发热不休，非外感风寒，即经络不和，宜用人参败毒散加老米。治其初起，以取微汗则愈。如邪侵阳明，则用仲景葛根汤。寒热往来，必用小柴胡汤。热多口渴，则去半夏，加葛根。口中热，胸腹胀满，则用承气汤下之。口中和，小便清长，手足冷者，是虚寒无疑，当用理中汤加灶心土八钱。危极者，亦用此方救之。有滞，服平胃散。脾胃虚弱，服六君汤。察其无外症恶症，三日外，方可服芍药汤。倘是产妇，俱宜于各方之内加阿胶、炙草。

痢症列方

人参败毒汤散　治痢疾初起，身热者。不可望速，须因症服药，始免日甚。

羌活　独活　党参去芦　川芎各一钱　桔梗一钱五分枳壳面煨，去瓤，六分　柴胡七分　甘草八分

139

加生姜二片，老米一撮煎。

姜茶饮和　治痢初起。

陈细茶一钱　生姜八片

水煎。

芍药汤和　治痢疾初起，身不热者。

生白芍　山楂烧成炭　桔梗各一钱五分　陈茶叶二钱
炙甘草七分　生姜五片

如渴，加葛根一钱五分。

归芍汤和　治痢疾。

当归二钱　桔梗一钱五分　枳壳面煨，去瓤，六分　生白
芍三钱　木香湿纸包煨　槟榔各一钱　炙草七分

加生姜三片煎。如白痢，加苍术七分，砂仁四分。
红痢，则加山楂炭一钱。

黄芩芍药汤寒　治热痢。

生白芍六钱　黄芩一钱五分　甘草一钱

如腹痛，加肉桂三分。如血甚者，加当归一钱，黄
连五分。

芩连汤寒　治实热人痢疾。

当归二钱　黄连六分　黄芩一钱五分　生白芍三钱　槟
榔　木香各一钱　炙草五分

如腹中胀满而痛，手按更痛者，加生大黄二钱，厚
朴一钱下之。审非此症，切不可服。

芍药木香汤热　虚寒人痢疾。

白芍酒炒，七钱　木香湿纸包煨　炮姜各一钱　蕲艾揉去
灰泥，一钱五分　炙草一钱　吴萸黄连拌炒，去黄连，七分

归芍利导汤滑肠兼补　治痢日夜数十次，欲下不下，逐点而来者。

油当归七钱　枳壳面煨，去瓤　萝卜子　槟榔各一钱
生白芍五钱　车前一钱五分　细甘草一钱

如实热，加槐花一钱五分。虚寒人，加泡吴萸六分，干姜六七分，或一钱，甘草蜜炙。服药后，大便渐通，色变黄，即不可再服，恐过滑也。须服党参甘草汤。

党参甘草汤补　治痢疾粪渐变黄者。

党参去芦，七钱　甘草一钱

如寒痢，参用米拌炒，甘草蜜炙，加煨姜一片。

当归黄芪汤补　治妊娠下痢，腹痛，小便涩者。

黄芪炙，三钱　当归六钱

加糯米一撮煎。

噤　口　痢

下痢常觉恶心欲吐，食不能入，此症最危。虚寒者居多，亦间有实症。若因食积，必胸腹胀满，因火郁必脏腑炽热。无胀无火，但见脏气不能容受，有出无入，精神日败，其故有二。一由脾气之弱，或为呕吐，或为吞酸，或恶闻食气，饥不能食，而枵腹待毙。此中焦不运，病在脾也。非用人参、白术、干姜、炙草之属不可。一由肾气之弱，则命门不暖，大肠不能固，小肠不能化，胃气不能行，此下焦失守而化源无主，病在肾

也。非用熟地、附子、肉桂、吴萸之属不可。脾胃强而食自能入，其理甚明，不加审察，妄用寒凉攻击之药，必速其死矣，慎之。

噤口痢列方

人参黄连饮寒　治噤口痢属热者。

生党参去芦，三钱　黄连吴萸拌炒，去吴萸，六分

加粳米一钱，浓煎逐匙入口。

人参莲子饮补　治噤口寒痢，恶心不能食者。

党参去芦，米拌炒，四钱　石莲去壳，去心，炒，六钱

加陈仓米一钱煎。有高丽参，则不用党参。

治噤口痢奇方

糯米壳炒开花，入姜汁，再炒

研细末，每服二三钱，白汤调下。

开噤方

铁秤锤二只，无秤锤用新砖瓦亦可　瓦盘一只，铜盘亦可

将秤锤烧红，放盘内，以好醋淬之。日夜数次，令病人闻其气甚效。

理中汤热补　治虚寒各痢症危极者。以此方救之，或可回生。

党参去芦，米炒，三钱　白术净炒，二钱　干姜一钱　炙草七分

加灶心土八钱，先煎澄清，去土入药煎服。

附疟痢并行列方　有痢后疟，有疟后痢，亦有疟痢并行者。治之当分寒热。

柴芩煎寒　治内火上冲，疟痢并行，头痛，烦渴，

喜冷者。

柴胡二钱　泽泻盐水炒　栀子杵，各一钱五分　枳壳面煨，去瓤　木通各一钱　黄芩一钱五分

如下纯红鲜血者，加酒炒白芍二钱，甘草一钱。湿胜气陷者，加防风一钱。

补中益气加姜桂汤热补　治疟止而痢更甚者。

炙芪　白术净炒　当归各一钱五分　升麻蜜炙，三分　柴胡五分　党参去芦，米炒，三钱　干姜五分　肉桂去皮，另炖，三分　陈皮一钱　炙草七分

水煎。凡疟后痢，痢后疟，俱宜服补中益气汤，姜、桂则因人而用。疟痢并作，先治疟，疟止痢益甚，须服此汤。若复疟，则去姜、桂，加制附子，随宜。

小 便 闭

凡人小水不通，若火在下焦，必有火症可据，及溺管疼痛。此则可清可利。又有败精宿血，阻塞水道而不通者，亦可用法以通之。固非难事，所难者其惟气闭乎。然气亦当分虚实。实闭者不过肝强气逆，移碍膀胱，或破其气，或提其气而升之，犹易为力。至于虚闭之症，最危最难，治之不得不加意详审矣。经云：膀胱者，州都之官，气化则能出。是水即气，气即水，气既不化，安得不闭。今人往往见小水不通，辄强为通利，而不知真阳下竭，元海无根，再用苦寒之药，以清之通之，是医杀之也。临症者，其慎之。又云：大小便俱

闭，通其大便而小便自利。

小便闭列方

导赤散凉　治心火及小肠有热，小便不通而渴。

生地三钱　木通一钱五分　麦冬去心　赤茯苓各二钱
竹叶十片　甘草七分

大分清饮寒　治积热闭结，小水不利，或腰腹下部
极痛，或湿热，黄疸，溺血，蓄血，淋闭等症。

茯苓　泽泻盐水炒,各二钱　木通　猪苓　枳壳面煨,
去瓤　车前各一钱　栀子炒杵,一钱五分

如内热甚者，加黄芩、黄柏、龙胆草之类。大便坚
硬，胀满，加大黄三二钱。

葵子汤寒　治膀胱实热，腹胀，小便不通，口舌干
燥。

滑石　葵子　猪苓　赤苓　枳实去瓤　瞿麦　木通
黄芩　车前各一钱　甘草五分

化阴煎寒兼滋阴　治水亏阴涸，阳水有余，小便癃
闭，淋浊，疼痛等症。

熟地四钱　牛膝盐水炒　生地各二钱　生知母　黄柏
生,各一钱五分　猪苓三钱　绿豆三钱　闽泽泻盐水炒,二钱

加食盐少许煎。如热甚，加龙胆草一钱五分。

滋肾饮微凉　治肾虚足热，小便不通，肚腹肿胀之
甚，眼睛欲突出者。凡病在下焦不渴者，宜之。一名通
关饮，方在脐腹痛内。

葱白汤和　治小便卒暴不通，小腹胀急，气上冲

心，闷绝欲死。

陈皮三钱　葵子一钱五分

加葱白三茎煎。

春泽汤微热兼补　治气虚小便闭。

党参去芦，米炒，二钱　白术饭蒸　茯苓　泽泻盐水炒
猪苓各一钱五分　肉桂去皮，另炖，四分

举元煎补　治小便闭，因气虚下陷者，提而升之。

炙芪　党参米炒，去芦，各二钱　白术净，一钱五分　升
麻炒，五分　炙草七分

水煎服。后即以手探而吐之。譬之滴水之器，闭其
上窍倒悬之，点滴不下。去其上闭，下窍即通。

八味地黄汤热补　治肾火虚而闭，用附、桂蒸动肾
气以开关。

熟地五钱　淮山药炒　泽泻盐水炒　茯苓各二钱　萸肉
丹皮各一钱五分　肉桂去皮，另炖，六分　附子制，一钱

治小便闭奇方

白菊花根捣烂，取汁半茶盅

用热酒冲汁服，或凉水加酒一小杯冲亦可。如仓猝
无白菊花根，即别样色亦宜取用。

葱熨法　治小便不通。

连根葱三斤

慢火炒熟透，加好烧酒二杯再炒，用布分作二包，

轮流顺熨脐下即通。如一时无葱，则以食盐炒热熨之。但不可太热，免伤皮肤。

薰洗法 治小便不通。

皂角十两　葱头二斤　王不留行十两

煎浓汤一大盘，令病人坐浸其中，薰洗小腹下体，久之热气下达，塞滞自开而便通。但便出时，须听其在盘内，切不可起，致使气收复闭。通后要审症施治，不可有误。

附小便不禁列方

菟丝子饮温　治小便不禁，或遗尿或过多者。

菟丝饼三钱　牡蛎煅，一钱　北五味杵，五分　益智仁盐水炒，一钱　熟地二钱

固脬丸热　治小便不禁，遗尿不觉。

菟丝饼一二两　桑螵蛸炙，五钱　戎盐一钱　茴香一两　制附子五钱

研末，酒和为丸，每服三四十粒，米饮下。

缩泉饮温　治脬气不足，小便频多。

淮山药炒，三钱　乌药一钱五分　益智仁盐水炒，一钱

大便燥结

大便不通之症，不过阴结阳结二者而已。阳结者，或以饮食之火起于脾，或以酒色之火炽于肾，或以时令

之火蓄于脏。凡因暴病，及年壮气实之人，乃有此症。此则宜清宜泄也。若阴结者，既无火症，又喜热恶冷，其必下焦阳虚，则阳气不行，阳气不行，则不能传送。或以下焦阴虚，则精血枯燥，精血枯燥，则肠脏干枯。故治之者，阳虚阴结，则益真火，须用右归饮、八味地黄汤之属。阴虚阴结者，则壮其水，宜用左归饮、六味地黄汤之属。均加洗淡肉苁蓉三二钱，多效。又有大便本无结燥，或连日或旬日欲解不解，解下只些须而不能通畅，及其已解，仍非干硬，此总由七情劳倦色欲，以致阳气内亏，不能化行，亦阴结之类也。当服理中、归脾、右归、八味地黄等汤。凡虚弱之人，虽旬日十余日不大便，不必以为意。倘病家、医家，性急欲速，遽用大黄等药通之，多致误事。

大便燥结列方

小承气汤大寒峻剂　治阳结因邪有余，津液枯燥者。须察果系实热，始可服切勿轻用。

大黄二钱　枳实　厚朴各一钱

如不下，煎好药，加芒硝一二钱，再煎服。

四顾清凉饮子寒微峻　治阳结，较前方略缓。

大黄一钱五分　白芍酒炒　当归各一钱五分　甘草一钱

水煎。

润肠汤寒补微峻　治阳结，大便燥结不通。

熟地四钱　生地二钱　当归三钱　火麻仁一钱五分　大黄一钱　甘草一钱

肉苁蓉丸润　　治阴结，或因发汗利小便，致亡津液而大便不通者。凡老人虚人亦宜。

肉苁蓉酒洗淡，四两　　沉香末二钱

用火麻仁一两，捣烂，和水，取汁为丸，如绿豆大，每服一钱，米饮下。

益血润肠汤润兼补　　治阴结，凡虚弱及老人大便不通均宜。

熟地四钱　　麻仁二钱　　枳壳去瓤，面炒，一钱　　肉苁蓉酒洗，去甲，二钱　　杏仁杵，一钱　　阿胶蛤粉炒，一钱五分　　当归三钱

加减左归饮补润剂　　治阴虚阴结，而大便不通者。

熟地六钱　　萸肉二钱　　淮山药二钱　　肉苁蓉酒洗淡　　当归各三钱　　枸杞子二钱

加减右归饮热补润剂　　治阳虚阴结，而大便不通者。

熟地六钱　　萸肉　　淮山药炒，各二钱　　肉苁蓉酒洗淡，三钱　　枸杞子二钱　　肉桂去皮，另炖，四分　　附子制，一钱　　油当归三钱

蜜煎导方　　治虚弱人大便秘结。

白蜜四两

加皂角末四五分，微火煎稍凝，即用竹箸搅之。勿令焦，俟可为丸，以手速捻成条，上略小，下大，约长二寸许，麻油涂纳谷道内夹紧，大便急极，然后去之。或用线系下截，亦是善法。

猪胆汁导方　　治老人或虚弱人大便不通。

148

大猪胆一只，加入好醋，少许

用小竹管插入胆口线缚紧，将油涂滑小竹管，纳谷道中，以手捻胆汁灌下，约一食顷，当大便出宿食恶物，甚效。

小 儿 科

内载各方乃系为饮乳小孩而设，若四五岁以上药味则宜略重。惟大黄、黄连、附子、干姜、肉桂等药须斟酌。

小儿之病，非外感风寒，即内伤饮食，及惊风吐泻，寒热疳痫而已。盖外感者，必有外症，如发热，头痛，拘急，无汗，或因风搐搦之类是也。内伤者，必有里症，如吐泻，腹痛，胀满，惊疳，积聚之类是也。热者必有热症，如热渴，躁烦，秘结，痈疡之类是也。寒者必有寒症，如清冷，吐泻，无热无烦，恶心喜热之类是也。四者之外，尤当辨其虚实，有声音之虚实，有形色之虚实。如体质强盛，与柔弱者有异。声音雄壮，与短怯者有异。形色红赤，与青白者有异。现其形色，审其病情，若果有实邪，果有火症，不得不暂为治标。治标之法，及病则已，切不可妄为攻击消耗。小儿以柔嫩之体，血气未充，脏腑甚脆，略受伤残，即痿败而不可救。慎之。小儿疾痛疴痒，不能自言，旁人又不能代言，且以娇嫩之体，易虚易实，药一过分，变幻百出，即危在顷刻矣。凡小儿有病，自一二岁至十二三岁，全恃父母细心看理，方能知真。其虚实寒热，庶不至误。有一等父母，姑息之深，饱暖失宜，果物恣食，或畏苦废药，或求速杂投，为害亦不浅。小儿一切杂症，与大人同治，惟药味较轻耳。至于大黄、朴硝等药，非万不得已，切不可用。

发　热

凡小儿平日无病，陡然发热，乃是外感风寒。外感之症，其至甚速。若热由内生，其来必缓。察其绝无表症，而热在脏腑、七窍、三焦、三阴、筋骨肌肉之间，即是内热之症。但热有虚实。实热者，面赤气粗，口燥唇疮，作渴，喜冷饮水，大小便难，或掀衣露体，烦啼暴叫，声洪，伸体而卧，睡不露睛，手足指热。此其邪气有余，可清可散。虚热者，面色清白，气怯神倦，恍惚软弱，口鼻微冷，不喜寒凉，饮汤安静，泄泻多尿，呕恶惊惕，上盛下泄，抱而喜按，乍凉乍温，夜则虚汗，睡则露睛，屈体而卧，手足指冷。此其正气不足，最宜调补。切不可妄用寒凉，及消散克伐等剂。小儿发热，服表散药不退，如别无痈毒疳积，而耳后红筋灿然，及眼如包泪，手指尖冷者，必是痘疹。饮食内伤，本无发热。盖饮食伤脏，不过为胀，为痛，为吐泻，安得有肌表之症。惟伤风夹食者有之。伤食久而成疳者有之。其热之来，亦有渐，不可不辨。

发热列方

紫苏饮 散 治伤风，身体发热憎寒，嚏涕鼻塞声重。凡陡然发热者，即宜服此方，或服钩藤饮，最稳。

紫苏 党参去芦，饭蒸，各一钱 桔梗八分 半夏制 防风各七分 川芎六分 陈皮五分 甘草四分

加生姜一小片，红枣一枚煎。如服后尚有余热未清，摘生竹叶二十片，煎服。

钩藤饮 散 治感冒，兼肝风内动。

党参去芦 防风各一钱 蝉蜕去头足，四只 钩藤一钱五分 荆芥六分 竹叶十片 陈皮四分 甘草三分

如有痰，加竹黄一钱二分。

生犀散 凉 治心经风热。

柴胡 葛根各一钱 犀角镑三分 地骨皮 白芍酒炒，各一钱 甘草五分

柴胡饮 凉补 治肌热，蒸热，积热，或汗后余热。

党参去芦 柴胡各六分 白芍酒炒 黄芩各八分 当归一钱 甘草四分

柴芩竹叶饮 凉 治壮热往来。

柴胡 麦冬去心 党参去芦 赤茯苓各六分 黄芩一钱 甘草五分

加生竹叶五片煎。

人参黄连饮 寒 治心经蕴热烦躁者。

党参去芦，一钱 生地 麦冬去心，各七分 黄连四分

151

竹叶十片　炙草三分

加生姜一小片煎。

黄芩芍药汤寒　治伏火热症。

白芍酒炒　黄芩各一钱　山栀炒黑,杵,六分　丹皮七分
甘草一钱

地骨皮饮凉补　治昼静夜热。

生地一钱　沙参八分　丹皮六分　地骨皮一钱五分　党
参去芦　白芍酒炒,各七分　甘草四分

四物加天麻钩藤汤兼补　治肝经血虚,生风而热。

熟地一钱　当归　天麻　白芍酒炒,各七分　川芎五分
钩藤一钱

参芪四物汤补　治汗后阴虚,阳无所附而热。

党参去芦,饭蒸,八分　炙芪　当归　白芍酒炒,各七分
熟地一钱　川芎五分

四君子加味汤补　治阳虚而热者。

党参去芦,米炒　白术净　炙芪　茯苓各一钱　炙草四
分

加生姜一小片,红枣一枚煎。

参桂饮热补　治隔阳热症,口燥舌焦者。

熟地二钱　党参去芦,米炒,七分　肉桂去皮,另炖,二
分　泽泻盐水炒　白芍酒炒　淮山各一钱

急　惊

小儿或感风寒,或积乳食,皆能生痰,痰积则化

152

火。或受暑热，亦能生火。失于清解，则痰随火升，痰火上壅，闭其肺窍，则诸窍俱闭。其症壮热，痰壅，昏闷不醒，窜视反张，搐搦动，牙关紧急，口中气热，颊赤唇红，饮冷便秘。此因痰火郁结，肝风内动而然，宜利火降痰，醒后当清热养血。肝主筋，肝失所养，则筋脉干热，故外作抽搐拘挛，而现青色。此是肝风内动，非外风也。不可误治。血虚则肝风内动，风动则肝火愈炽，火炽则肺金亏，肝邪愈盛。若屡服祛风化痰，泻火辛散之剂，便当认作脾虚血损，急补脾土，庶不至变慢脾之症。凡小儿服药后，余药须与乳母服，乳母宜忌口。

急惊列方

利火降痰汤寒　治急惊壮热，痰壅，昏闷不醒，搐搦颤动。

柴胡八分　黄芩七分　陈皮六分　天竹黄一钱五分　钩藤二钱　连翘一钱　木通七分　细甘草四分

清热降痰汤凉　治同上。

柴胡一钱　连翘八分　蝉蜕去头足，四只　钩藤钩一钱五分　陈皮五分　泽泻盐水炒，六分　甘草三分

加竹沥水半酒杯，冲药服。

生地丹参汤凉　治急惊初愈，清热养血者。

生地一钱五分　丹参一钱　青蒿七分　白芍酒炒，八分　丹皮五分　桔梗六分　竹叶四分　甘草三分

人参竹叶汤凉补　治虚弱小儿，急惊初愈。

153

生党参去芦，二钱　生竹叶二十片
水煎。

慢　惊

小儿慢惊，因作吐作泻，或吐泻交作，稍久则脾土虚弱，肝木乘之。其症气微神缓，昏睡露睛，痰鸣气促，鼻煽，乍发乍静，时凉时热，面部淡白，泻渐青色，手足微搐无力，神气惗惗不振，乃脾虚生风，无阳症也。此症多因病后，或因误用寒凉，损伤脾胃所致。然亦有小儿脾胃素弱，不必病后及误药者。总属脾胃虚寒之症，初起当用温补，加藿香、煨姜。粪见青色，即加木香，或肉桂。若手足渐冷，唇舌痿白，此将脱之候，速用附子以回阳，方可以救。一切驱风逐痰之药，丝毫不得用。

慢惊列方

加味异功散温补　治慢惊初起。

党参去芦，饭蒸　白术饭蒸　钩藤　当归各一钱　陈皮五分　茯苓七分　炙草四分

加煨姜一片煎。泄泻则去当归。

加味六君子汤热补　治慢惊昏睡，露睛，痰鸣，气促。

党参去芦，米炒　白术净炒，各一钱　半夏制，七分　干

154

姜四分　陈皮五分　茯苓八分　炙草四分

附子理中汤补大热　治慢惊手足渐冷，唇舌痿白者。

党参去芦，米炒　白术净炒，各一钱五分　附子制，七分干姜微炒，四分　炙草五分　红枣一枚

附桂地黄汤补大热　治慢惊口燥舌焦，阴症似阳者。

熟地三钱　白芍酒炒，一钱五分　附子制，六分　泽泻盐水炒　党参去芦，米炒，各一钱　肉桂去皮，另炖，二分

惊　啼

此症与惊风不同，与大惊猝恐者亦异。盖小儿肝气未充，胆气最怯。凡耳闻骤声，目睹骤色，虽非大惊猝恐，亦能怖其神魂，醒时受怖，寐则惊惕，或振动不宁，或忽尔啼叫，或微有烦热，皆神怯不安之症，宜以安神养气为主。惊啼多泪，忽啼忽止者是惊惕。啼叫无度，声长不扬者是腹痛。

惊啼列方

朱砂安神丸寒　治寐中惊悸而烦热者。
生地　当归　黄连各一钱，姜汁炒　甘草五分
共研末，米饮和丸，如芡实大，朱砂为衣，每服一丸，滚水开融灌下。

参麦汤微凉　治惊悸而微烦热者。

生党参去芦，八分　麦冬去心，六分　北五味三分

水煎。

团参散补　治心虚惊悸。

党参去芦，饭蒸　当归各二钱

共研细末，每服一钱，用猪心一片，朱砂五厘，煎汤下。

安神丸补　治受惊吓而惊啼者。

党参去芦，饭蒸　枣仁炒　茯神各七分　陈皮　白芍酒炒　当归各五分　炙草四分

共研末，姜汁和丸，如芡实大，每服一丸，白汤开下。

腹胀腹痛

小儿肚腹或痛或胀，虽由食积与寒凉伤脾而然，然使脾胃不虚则腹中和暖，运化以时，何至为寒凉食积所伤。故治之者当以健脾暖胃为主，审无火症，不得妄用凉药，无拒按坚实等症，切不可妄用攻击之药，慎之。

腹胀腹痛列方

藿香饮和　治腹痛。

党参去芦，饭蒸　藿香各一钱　陈皮五分

加生姜一小片煎。

四君子加味汤温补　治寒滞腹痛。

党参米炒，去芦　白术净炒，各一钱　藿香　木香各六分
茯苓　炙草四分　煨姜一片

加味六君子汤补去积　治腹有食积，痛而兼胀者。

党参去芦，饭蒸　白术净炒，各一钱　茯苓七分　神曲
炒，八分　陈皮四分　半夏制，五分　木香六分　炙草三分

芍药枳实散消微补　治小儿肚腹膨胀，或不时作
痛，大人亦宜。

白术净，四钱　枳实面煨，去瓤，二钱　赤芍　莲仁去心
陈皮各一钱

加炒香老米一钱，共研细末，量儿大小，或一钱，
或一钱零，米饮调下，白汤下亦可。

疳　症

小儿疳疾，皆因病后脾胃亏损，或用药过伤，不能
传化乳食，内亡津液，虚火妄动，或乳母六淫七情，饮
食起居失宜，致儿为患。凡疳在内者，目肿腹胀，泻痢
青白，体渐瘦弱。疳在外者，鼻下赤烂，频揉鼻耳，或
肢体生疮。其症不一，治亦多方。而有验有不验，竟有
过服寒凉克伐之剂而毙者，故不可不慎。疳者，干也。
因脾胃津液干涸而然。在小儿为疳疾，在大人则为痨
瘵，宜兼调补脾胃为要。

疳症列方

治疳疾药

皮硝三钱　苦杏仁二钱　生栀子七个　真头道酒糟一
两　葱头七个，每个约长一寸　白灰面三钱　大红枣去核，七
个

共入石臼内，捣烂成泥，用白布二块，约宽五寸，
将药在布上摊匀，一贴肚脐，一贴背后，正对肚脐之
处，用带捆好，贴三日肉见青色即愈。如未见青，再换
药一次，无有不效。

治疳奇方

羊尿脬六七只，吹胀阴干　顶上汾酒一瓶

将汾酒灌入尿脬内，用线扎紧，挂小儿心口胃脘之
间。症重者，不过数时，其酒自然消减，必须秤准方知
减否。如减，再换一个，入酒挂上，换至数个，酒不消
减即愈。无汾酒用好烧酒亦可。

消疳散和　治疳积眼。

雄黄二分　石决明煅，一钱五分　海螵蛸煅去壳，五分
正辰砂一分　滑石五分　芦甘石童便泡一日一夜，烧透，以能
浮水为度，五分

共研细末，加冰片五厘再研，量儿大小，或三四
分，或五六分，用不落水鸡肝一副，竹刀切破，上开下
连，掺药在内，线扎好，加淘米水入砂灌煮熟，连汤食
尽，神效之至。

158

疹　症

凡出疹皆由胎毒蕴于脾肺，发于皮毛肌肉之间。一时传染，大小相似，未有不因天行疠气而发者，总之君相二火燔灼，太阴脾肺受之。其为症则有咳嗽，喷嚏，面肿腮红，目胞浮肿，眼泪汪汪，鼻流清涕，呵欠闷烦，乍凉乍热，手足稍冷，夜卧惊悸，或恶心呕哕，或以手捐面目唇鼻，是即出疹之候，便宜用解毒散邪等药，不使毒留于中，庶无他患。疹将出，其面必赤，中指冷而多嗽，大热五六日，而后遍身见红点，此所以异于出痘与伤寒。疹与痘不同，疹本于肝肾，出自中下二焦，始终不妨于食，而全赖水谷为主，所以能食则吉，不能食则凶。治痘者不可不顾脾肾。疹之毒则由表邪不解，而内犯太阴阳明，病在上中二焦，多不能食。治疹者宜解散火邪，则自能食。疹出至二三日，必两鼻孔俱干，待收完，毒轻者，清涕即来，当思饮食，不必服药。如清涕来迟，不思饮食者，须要清肺解毒，必清涕复出，方可无虑。疹与麻瘢同类，疹则大者如苏子，次者如芥子，小者如蚕子，而成粒成片者是也。麻则最细而碎，如蚊迹模糊者是也。瘢则无粒，惟红紫成片，如云如锦者是也。俱是火邪，治宜解散。疹毒须假嗽多而散，故疹后旬日之内，尚宜有嗽，切不可见嗽而治嗽。至于泄泻，呕吐，腹痛，亦是疹毒使然，不得妄用补涩

159

之药。宜谨避风寒，忌鸡，鱼，炙，煿，盐，醋，五辛，并生果之物，以免逼毒入里。疹后泻痢，须细审虚实，亦间有过服寒凉而将成慢脾者，当急温补，不可执一不通，以致不救。

疹症四忌

忌初起即用寒凉俟出后看症用药。忌妄用辛热。忌误用补涩。忌荤腥生冷风寒。

疹症列方

升麻葛根汤散微凉　治疹症初起。

升麻　葛根　白芍酒炒　甘草各一钱

如谵语狂乱，调辰砂一分，六一散一钱服。牛蒡子、黄芩、贝母、知母、桔梗、麦冬、连翘、生地、当归、防风、荆芥、柴胡、桑白皮等药，均可随症加入。

透邪煎散微补　治疹症初热，疑似之时，恐误药者。

当归　荆芥各一钱　升麻三分　白芍酒炒，一钱五分
防风　甘草各七分

如热甚，加柴胡一钱。

加味泻白散寒　治疹出之时，咳嗽，口干，心烦者。

桑白皮一钱　元参七分　连翘八分　地骨皮一钱　天花粉一钱　黄连三分　甘草四分

败毒散散微补　治风寒外束，逡巡不出，或出而复

160

没者。

生党参去芦　防风　荆芥各一钱　当归　牛蒡子　升麻各七分　川芎五分　甘草四分

加薄荷六分煎。

加味四物汤凉补　治心血不足，疹色淡白者。

生地酒炒透　白芍酒炒　防风　当归各一钱　川芎六分炙草五分

凉血补阴汤凉　治疹色带紫，或出大甚者。

生地黄一钱　白芍酒炒　连翘各七分　红花六分　牛蒡子　黄芩　当归　干葛各八分

导赤散凉　治疹症，谵语溺闭。

生地二钱　木通一钱　竹叶二十片　甘草六分

加味桔梗汤凉　治疹症，火毒上薰，而咽喉干痛。

牛蒡子　桔梗　连翘　甘草各一钱

水煎。缓缓咽之。

解毒合白虎汤大寒　治疹症，烦躁大渴。

生石膏一钱　知母七分　黄连四分　连翘七分　金银花一钱　甘草五分

加粳米一撮煎。

加味犀角地黄汤大寒　治疹症，吐血衄血。

生地　白芍酒炒　山栀仁，炒杵　犀角各一钱，先煎丹皮七分

如小便赤，加木通一钱。

加味四苓散凉　治疹症泄泻。

白术土炒　茯苓　泽泻盐水炒　金银花各一钱　猪苓七

161

分

如小便如米泔水，加车前、木通各一钱。

黄芩汤凉　治火邪内逼下焦而痢者。

白芍酒炒，一钱五分　黄芩一钱　炙草七分

加大枣一枚煎。如火逼上焦而吐，或吐痢并作者，俱加半夏一钱五分，生姜一片。

大柴胡汤寒峻剂　治疹症，大便秘结，发热身痛者。

柴胡　半夏制　白芍酒炒　黄芩各一钱　枳实面煨，去瓤，六分　大黄八分　生姜一片　红枣一枚

二母散寒　治疹后嗽甚者。

贝母去心，童便洗　知母各二钱　干姜一片

共研末，每服一钱，白汤下。

痘　症

近日有种洋痘之法，最为稳妥，但恐有未种而自出者，方法亦不可不为之备。痘由胎毒内藏，而复因时气外触，其毒乃发，始终皆赖乎血气。若血气充畅，则易出易收。气血不足，则变症不一。治症者必要先顾血气。盖气主形以起胀，血主色以灌浆。凡为白，为陷，为灰色，为不起发，为顶有孔。为出水，为痛，为痒，为浮肿，为痘壳，为不靥不落，为肌表不固，为肤腠不通等症，皆气之病也。至如为紫黑，为干枯，为无血，

162

为无脓，为黑陷黑靥，为肿痛牙疳，为疔痈瘢疹，为津液不达，为痘后余毒，皆血之病也。气与血相需。气至而血不遂，虽起发而灌必不周。血至而气不至，虽润泽而毒终不透。表热者，肌肤大热，根窠红紫，顶赤发瘢，头面红肿，紫黑焦枯，痛肿疔毒痛甚，皆火在肌表之症。治宜散血解毒。里热者，烦躁狂言，口干大渴，咽肿喉痛，内热自汗，小便赤涩，大便秘结，衄血溺血，皆火在脏腑之症。治宜清热解毒。表寒者，不起发，不红活，根窠淡白，身凉痒塌，倒陷干枯，皆肌表无阳之症。治宜补阳温表。里寒者，为吐泻，为呕恶，为腹胀，为腹痛，为吞酸，为不欲食，为寒战咬牙，恶寒喜暖，为小便清长，大便不实，完谷不化，皆脏腑无阳之症。治宜温中补阳。当肿不肿者，必其元气不足。当消不消者，必其毒气有余。治痘宜先顾脾胃，能食者吉，不泄泻者吉，且须培补气血。略兼发散始合。看心窝有红色，耳后有红筋，目中含泪，身体发热，手指亦皆热，惟中指男左女右独寒，便是出痘。若伤寒症，则中指独热，甚验。如热盛血虚者，首尾俱不可用白术、半夏之燥悍，及升麻之提气上冲。要谨避风寒，忌荤腥生冷，生果，葱，蒜，鸡鸭蛋，猪肉，茶水等物。痘疹之候，头常欲凉，足常欲温。若头温足冷者，多不治，此亦宜辨。

痘症四忌

忌清热败毒。忌克伐气血。忌妄投医药。忌吞服医

163

家小丸。

痘症四宜

宜补气。宜补血。宜补脾肾。宜察虚实。

痘症列方

柴归饮 ^散 治痘初时发热未退，无论是痘，是邪，疑似之间。

当归　白芍_{酒炒，各一钱}　防风　荆芥穗各八分　柴胡七分　甘草五分

加生姜一片煎。血热，加生地一钱。阴虚，加熟地一钱五分。气虚，加党参一钱五分。虚寒，加炮姜六分，肉桂三分。火盛，加黄芩八分。热渴，加干姜一钱五分。腹痛，加木香四分。呕吐，加陈皮五分，炮姜四分。如阳明实热，邪盛者，初起用升麻葛根汤。方在疹症内。

六物煎 ^补 治痘症血气不充，随症加减甚效。并治孕妇气血俱虚等症。

党参_{去芦，米炒}　白芍_{酒炒}　当归各一钱　熟地一钱五分川芎三分　炙草六分

如发热不退，或痘未出之先，宜加苏叶一钱，防风八分。头痛，加蔓荆子七分，川芎三分。咽痛，加桔梗八分，连翘七分。不起发，不灌浆，或灌而浆薄，加糯米五十粒，川芎六分，肉桂三分，人乳半酒杯，好酒少许，以助营气。虚寒痒塌不起，加炒川山甲六分。红紫

164

血热不起，加紫草七分，或犀角八分。脾气滞者，加陈皮六分，山楂八分。胃气虚寒多呕者，加炒干姜四分，或加丁香三分。腹痛兼滞者，加木香五分，陈皮四分。表虚气陷不起或多汗者，加酒炒黄芪一钱。气血两虚，未起未灌而先痒者，加肉桂三分，白芷六分。元气大虚，寒战咬牙泄泻者，去白芍，加黄芪一钱五分，制附子六分，干姜四分，或再加肉桂三分，生姜一小片。

六气煎补微热　治痘症气虚，痒塌倒陷，寒战咬牙。并治男妇阳气虚寒等病。

黄芪炙　党参去芦，米炒，各一钱　肉桂去皮，另炖，三分　白术净，七分　当归一钱　炙草六分

如泄泻，去当归，加肉蔻霜五分，茯苓八分。其余加减，照前六物煎。

凉血养营煎寒补　治痘血虚血热，地红热渴或色燥不起，及便结溺赤，阳盛阴虚等症。

生地　白芍酒炒　当归　地骨皮各一钱　黄芩八分　紫草七分　红花六分　生甘草五分

如渴加花粉一钱。肌热无汗，加紫苏一钱，荆芥七分。热毒甚者，加牛蒡子七分，连翘一钱，木通八分。血热毒不透者，加犀角八分。

加味四物汤寒补阴　治痘症，热毒炽盛，紫黑干枯，烦热便结，纯阳等症。

生地　黄芩　白芍酒炒　当归　连翘各一钱　川芎五分　紫草八分　木通八分

如渴，加花粉、麦冬各一钱。阳明热甚，头面牙龈

165

肿痛者，加生石膏一钱五分，知母一钱。大肠干结，脐腹实胀者，加大黄一钱。血热妄行者，加犀角一钱，童便半酒杯冲服。小水热闭者，加山栀、车前各一钱。兼表热者，加苏叶、荆芥各一钱。

连翘升麻汤凉　治痘，散毒清火。

连翘一钱　葛根　白芍酒炒　桔梗各七分　升麻六分
薄荷一分　甘草七分

加竹叶十片，灯心十条煎。

加味甘桔汤凉　治痘症，肺热咽喉肿痛，声不清者。

桔梗一钱　甘草七分　柯子皮三分　牛蒡子炒，六分
连翘五分　薄荷一分

托里十补散温补　调气补血，内托痘毒，五日后必用之方也。亦治一切痈疽。

高丽参去芦，米炒　黄芪酒炒　当归各一钱　川芎　川厚朴　防风　桔梗　白芷　炙甘草各五分　肉桂去皮，另炖，三分

共为细末，每服一钱或二钱，木香汤下。

保元汤补　治虚弱人出痘。

炙芪　党参米拌炒，去芦，各一钱　炙草六分

如痘灰白色，或顶陷者，加酒炒黄芪、当归各一钱。痒则去当归，加酒炒白芍一钱五分。

活血汤补　养营起痘。

当归一钱　川芎四分　红花三分

水煎服。

鹿芪催浆汤_补　治痘不起浆。

炙芪_{一钱五分}　鹿茸_{酥炙，七分}　香附_{一钱}　川山甲_{炒，}研，五分

水煎。

内托散_补　治痘虽起发，以手按之。水浆即出者。

黄芪_{酒炒，一钱五分}　党参_{米炒，去芦，一钱}　川芎_{五分}丁香_{二分}　糯米_{五十粒}　炙草_{五分}

快班越婢汤_{温补}　治痘手足不起发。

黄芪_{酒炒，一钱五分}　白芍_{酒炒，一钱}　桂枝_{六分}　防风_{七分}　炙草_{四分}　生姜_{一片}　红枣_{一枚}

蝉蜕散_{补微散}　治痘疮虚陷不起。

当归_{六分}　川芎_{三分}　防风　荆芥穗　升麻_{淡蜜炙}薄荷_{各二钱}　蝉蜕_{去头足，四只}　高丽参_{米拌炒，六分}　白芍_{酒炒，五分}　炙草_{三分}

加味保元汤_{温补}　治痘疮浆清，脚淡倒靥。

炙芪　党参_{去芦，米炒}　白芍_{酒炒}　扁豆_{炒，杵}　当归各_{一钱}　肉桂_{去皮，另炖，三分}　木香_{四分}　炙草_{五分}

紫草饮_补　治痘疮黑陷，气血虚弱不起。

黄芪_{酒炒，一钱五分}　紫草　炙草_{各一钱}

加糯米一百粒煎。

加味四圣饮_{兼补}　治痘黑陷倒陷。

党参_{米拌炒，去芦}　黄芪_{酒炒，各一钱}　紫草_{七分}　木通_{八分}　蝉蜕_{去头足，六只}　川芎　木香　炙草_{各六分}

加糯米五十粒煎。

起痘奇方　治痘不起，或倒靥，或灰白者。

童子粪要干结者

用新瓦煅透存性，每一两入冰片一分，研匀，少则服五分，多则服一钱，蜜水调下，入药冲服亦可。

百花膏　治痘燥，痂皮溅起作痛，或痂欲落不落者。

白蜜一小酒杯　滑石一钱，研细末

略用汤和匀，以鹅翎染药，轻扫痛处，则易落无痕。

固肌汤补　治痘发表太过，以致肌肉不密，痘痂久粘不落。

炙芪八分　当归酒洗，七分　蝉蜕去头足，四只　高丽参去芦，米炒，六分　糯米一钱　炙草五分

催浆饮补　治空仓痘，外虽起发而内无脓浆者。

黄芪酒炒，八分　川芎　白芷　牛蒡子各五分　肉桂去皮，另炖，三分　当归一钱五分　鹿茸酥炙　生地酒炒，各一钱　白芍七分　穿山甲炒，三分

水煎服二剂，即去穿山甲。

补气健脾汤温补　治漏痘上有孔者。

高丽参去芦，米炒，八分　黄芪酒炒，八分　川芎　白芷各五分　白扁豆炒，杵，一钱　丁香二分　肉桂去皮，另炖，三分　淮山药炒，七分　炙甘草四分

加龙眼肉四分，去心炒莲仁七分。

实浆饮补　治痘色光亮，全无脓血者。看其中有起胀极大者，刺去其水。

高丽参去芦，米炒　黄芪酒炒　鹿茸酥炙　当归各八分

白扁豆炒，杵　淮山药炒　白术饭蒸，各七分　白芷五分
炙草四分　山楂六分　黄豆二十粒

治烂痘列方

败草散　治痘痒抓搔已烂，脓血淋漓者。

烂草盖屋盖墙多年者，或野外自烂者尤佳

研极细末，掺之。如遍身俱抓烂者，须多掺席上，
令儿坐卧其上，即愈。

白龙散　治烂痘及抓破者。

干黄牛粪在风露中日久者

煅成灰，取中心白者，为末，入薄绢囊内，于烂处
扑之。

痘后目疾列方

决明散和　治痘后眼生翳障。

石决明煅　谷精草各二钱

共研细末，每用一钱，以蒸熟猪肝蘸食。

臭虫方　治痘眼发红将上瘇，或已有白点者。

臭虫血射入眼内即愈

或用蛙胆调臭虫血点入，更佳。

痘后痈列方

三豆散　治痘后痈初起者。

绿豆　黑豆　赤小豆各四钱

共研细末，醋调匀，时时涂之。自愈。

黄豆散 治痘后痈。

黄豆炒，八钱

研细末，熟水和匀涂之。或炒黑研末，芝麻油调涂亦佳。一方，用赤小豆研末，调鸡蛋清涂之。

痘疔列方

此疔能闭痘毒，凡未齐则不出现，既齐则不起发，行浆则必致倒陷，看痘中有紫黑干硬，暴胀独大者即是，须急治之。一见此疔，即以银针挑破，吸尽紫血，乃以药涂之。

拔毒膏 治痘疔。

蒲公英二两

水煎熬膏，载磁器内，放水中一日一夜，冷去火气，俟挑破痘疔，吸尽紫血，即以此膏涂之。又方，雄黄一钱，紫草三钱，研细末，如法挑吸，用脑脂汁调涂之。

不知医必要卷三终

不知医必要卷四

广郁　梁廉夫　子材著
　　　吉祥　　嵩生
男　庆祥　　善卿　　校字
　　　瑞祥　　紫波

妇　人　科

妇女之病，大要不离乎中情郁结。其人本坤阴啬啬之体，心地浅窄，识见拘迂，一有逆意，即牢结胸中，又不能散闷于外，则郁久而成病矣。主治之法，审无外感内伤别症，惟有养血，疏肝，用四物汤、逍遥散之类，加减便合。室女天癸未至，作小儿论。若天癸已至，与妇人病同治矣。妇人所异者，惟经水乳汁，及胎前产后之属，不得不另详方论。其余各病，与男子多同，有病当照方医治。

肝气列方

逍遥散兼补　治肝经血虚，木郁上逆而头痛，或连眉棱骨眼眶痛者。肝血虚见光则痛，亦服此方。若目干

171

则是水不养目，宜服六味丸。

白术净　当归　柴胡　白芍酒炒　茯苓各一钱　薄荷四分　炙草七分

如有热，加丹皮一钱，黑山栀八分。凡阴肿，阴挺，阴痒诸症，此方均宜。

柴胡疏肝散和　治肝气不和，左胁痛。

陈皮　柴胡各一钱五分　川芎　枳壳面煨，去瓤　香附醋炒　赤芍各一钱　炙草五分

如七情郁结，服逍遥散。

推气散微热　治肝移邪于肺而右胁痛。

枳壳面煨，去瓤　郁金各一钱　肉桂去皮，另炖，三分桔梗　陈皮各八分　炙草五分　生姜二片　红枣二枚

奔豚汤温　治肝气旁散，下注而小腹痛。

川楝子一钱　橘核杵　茯苓各一钱五分　荔枝核烧焦，杵　小茴香各一钱　吴萸泡，五分　木香七分

如寒加肉桂三分，制附子五分。

沉香降气散和　治气逆胃脘痛。

元胡索酒炒，一钱　沉香三分　砂仁五分　香附盐水炒，五钱　川楝子焙，一钱　炙草五分

共研末，每服二钱，淡姜汤下。

附：师尼寡妇室女方

生地黄丸寒　治师尼寡妇室女，乍寒乍热而患疮疡，及项间结核，肝脉弦长而出鱼际，外无寒邪，内多郁火者宜之。

172

生地酒炒　赤芍各一两　秦艽　黄芩　柴胡各五钱

蜜和丸，绿豆大，每服三五十丸，乌梅汤下。

月　经

经者，常也。月行有常度，经水有常期。其愆乎常者，是病也。方书以先期而至者为热，后期而至者为寒，此不过论其大概，而要必细辨其血色。若浓而多者，血之盛也。淡而少者，血之衰也。紫而兼红，成片成条而色明者，此乃新血妄行，多由热结也。紫而兼黑，或散或薄而色暗者，此以真气内损，必属寒凝也。由此而甚，则或如屋漏水，或如腐败之宿血，是皆紫黑之变象。肝脾大损，阳气大陷，当速用甘温之药，以救脾土，则元气渐复，无有不愈。若以紫黑概作热治，其害有不可胜言者。将行而腹痛拒按者，气滞血凝也。既行而腹痛喜按者，气虚血少也。经前发热者多血热，经后发热者多血虚。腹胀者多气滞，腹痛者多血滞。或一月二三至，或半月或旬日而至，此乃血气败乱之微，当观形察色，辨真寒热而治之，不得以经早概论。调经之要，贵在补脾胃以资血之源，养肾气以安血之室。至于逆行上溢，而吐衄错行，下流而暴崩，皆属血热妄行。而亦有络脉损伤，瘀积肝旺所致，不可以不辨。经行之际，凡服药并饮食，大忌寒凉。切宜问其平日是阳脏阴脏，并看其形色如何，小便或清或赤，大便或实或稀，现下能食不能食。虚实寒热既明，则医治自不难矣。

月经列方

加减四物汤寒兼补　治经先期而至，属血热者。

生地二钱　白芍酒炒　当归各一钱五分　黄芩　柴胡各一钱　甘草五分

如腹痛，加酒炒香附一钱五分。

加味异功散补　治经后期而至，气血虚而食少者。

党参去芦，米炒　白术净，各二钱　当归三钱　陈皮一钱　茯苓　川芎各一钱五分　炙草一钱

加生姜二片，大枣二枚。

加味逍遥散凉兼补　治经水不调，因郁而致者。

当归　白芍酒炒　白术净　茯神　柴胡各一钱　栀子炒，杵　丹皮各七分　甘草五分

加生姜二片煎。

决津煎热补兼行　治血虚经滞不能流畅而痛极者。

当归四钱　牛膝盐水炒　泽泻盐水炒，各一钱五分　肉桂去皮，另炖，六分　乌药一钱　熟地二钱

如恶心呕吐，加焦干姜六分。气滞胀痛者，加香附一钱五分。气滞血涩者，加红花一钱。小腹不暖而痛极者，加泡吴萸六分。

牛膝汤热行散　治月水不利，脐腹作痛，或小腹引腰气攻胸胁。

当归酒炒　牛膝盐水炒　白芍酒炒　元胡索炒　丹皮各

一钱　肉桂去皮，另炖，四分　桃仁去皮尖，杵，七粒　木香末五分，冲药服

水煎。加酒一杯。

香附四物汤补兼行　治经脉气血凝滞而痛胀者。

熟地四钱　川芎　香附酒炒　元胡索各一钱五分　白芍酒炒，一钱五分　当归三钱　木香一钱

红花四物汤补兼行　治经脉气血凝滞而痛胀者。

熟地砂仁末拌，三钱　当归酒炒，二钱　白术净　丹参酒炒　白芍酒炒　香附酒炒，各一钱五分　红花六分　川芎五分

逍遥饮补　治思郁过度，致伤心脾冲任之源，血气日枯，经脉渐不调者。

当归二钱　白芍酒炒　枣仁即炒杵　茯神各一钱五分熟地三钱　远志去心，四分　陈皮七分　炙草一钱

如气虚加米炒党参二钱。

益母八珍汤补　治经来或前或后不调者。

党参去芦，米炒，二钱　白术净　当归各二钱　白茯苓白芍酒炒，各一钱五分　熟地三钱　川芎一钱　益母草一钱五分　炙草一钱　生姜二片　大枣二枚

胶艾汤补　治劳伤血气，冲任虚损，月水过多，淋漓不止者。

熟地三钱　当归　白芍酒炒　艾叶各一钱五分　阿胶炒珠，一钱　炙草一钱

加味六君汤补　治经水黄色者。

党参去芦，米炒，一钱五分　茯苓二钱　陈皮一钱　生薏

米　当归　半夏制　白术净,各一钱五分　炙甘草五分

　　加煨姜二片煎。经一月二三至，或半月或旬日而至者，均宜服补中益气汤。看寒热加药，并加莲蓬壳，烧成炭，一钱五分。

　　十全大补汤温补　治经水色淡，或白或绿者。

　　炙芪二钱　党参去芦,米炒　茯苓　白芍酒炒　白术净炒　当归各一钱五分　熟地三钱　肉桂去皮,另炖,四分　川芎　炙草各一钱　生姜二片　红枣二枚

经　　闭

　　凡经闭之症，审其果有邪气隔滞，自当以开导之药通之。若冲任亏败，经血枯竭，此乃源断其流。盖妇女病损至旬月半载之后，未有不经闭者。故或以羸弱，或以困倦，或以咳嗽，或以有热，或以饮食减少，无胀无痛，无阻无隔，而经有久不至者，无非血枯经闭之候。急须调养气血，兼顾脾胃，切不可妄行通利，以致误人，慎之。

经闭列方

　　调经饮和　治妇人经脉阻滞，气逆不调，多痛而实者。

　　当归四钱　牛膝盐水炒　山楂　香附酒炒　青皮　茯苓各一钱

176

如因不避生冷而血凝滞者，加肉桂五分，或吴萸六分。兼胀闷者，加厚朴一钱，或砂仁七分。气滞者，加乌药一钱五分。或痛在小腹者，加小茴一钱五分。倘因经水适来，偶阻溺窍，以致小便不通，腹胀欲死者，急用此方，以通其经，小便自利而愈。

元胡当归散 和散血 治血积小腹疼痛，或因气逆，月经不行，肚腹作痛者。

当归 元胡索 白芍酒炒 没药制 枳壳面煨，去瓤 刘寄奴各二钱

共研细末，每服一钱，温酒调下。或服决津煎亦佳。方在上月经内。

泽兰汤 微补 治虚弱人月经耗损，渐至不通，而生潮热者。此方甚宜，切勿以峻剂通之。

当归 白芍酒炒，各一钱 泽兰叶二钱 炙草六分

水煎。一方有熟地、柏子仁各一钱五分，牛膝、充蔚子各一钱。桃仁、红花、丹皮、元胡索，看症任加。

逍遥散 兼补 治虚弱人经渐不通而生潮热。

白术净，一钱五分 当归二钱 白芍酒炒 茯苓 柴胡各一钱五分 薄荷四分 炙草七分 生姜一片

归脾汤 补 治虚弱人经渐不通，饮食减少者。

炙芪 党参去芦，米炒 当归 白芍酒炒 枣仁即炒杵，各一钱五分 木香五分 远志去心，四分 龙眼净肉，六分 白术净，一钱五分 炙草七分 生姜一片

附热入血室方

此症因伤寒劳役，怒气而发热，适遇经行，以致热入血室。或血不止，或血不行，令人昼则明了，安静，夜则谵语如见鬼神，宜服凉血药。若元气素弱，而热未退，血未止者，宜补阴，并服归脾汤等方。

加减保阴煎凉血寒　治热入血室。

生地二钱　黄芩一钱　白芍酒炒，一钱五分　柴胡一钱五分　丹皮　甘草各一钱

或加地骨皮二钱。

补阴益气煎补　治热入血室，病虽渐愈，而元气素弱，血尚未止者。

党参去芦，米炒　当归各一钱五分　熟地三钱　山药炒柴胡各一钱五分　升麻蜜炙，三分　陈皮　炙草各一钱

加生姜二片煎。如血未止，加莲蓬壳炒成炭，研末一钱，冲药服。

逆　经

此症由食热毒等物，以致经血乱行，上从口鼻而出。然亦间有络脉损伤，瘀积肝旺而然者。

逆经列方

加味四物汤寒补　治经逆从口鼻出。

生地二钱　阿胶炒珠　白芍酒炒　黄芩　山栀炒成炭　当归　丹皮各一钱　川芎六分

韭汁生地饮凉兼补　治同上。

生地二钱　当归　郁金　降香各一钱

加韭菜捣汁半酒杯，童便少许，冲药服。单用韭菜汁，童便，炖热服亦可。锅底烟，研末二钱，米饮调下，止血甚效。

治逆经简要方

红花　归尾各三钱

先磨好京墨半盅炖热，急服以止血，再服此方即愈。

血　崩

此症有暴崩，有久崩。暴崩者其来速，其治亦易。久崩者其患深，其治亦难。凡血因崩去，势必渐少，少而不止，病则为淋。此等症候，未有不由忧思，忧怒，先损脾胃，次及冲任而然者。初病当察其有火无火，久病必要用参、术、归地之类，以培本根。但得胃气未败，受补则可望生。若不受补而日服清凉，则难救矣。

血崩列方

治血崩奇方

百草霜即锅底烟，要平日烧草的，烧柴者不堪用，二钱研细末，冲温酒服，立能止血，水煎冲酒半杯服亦可。一方，用旧莲蓬壳，烧灰存性，研细，冲酒服二钱，甚验。

槐花散微凉　治初病血崩，及肠风下血。

槐花　地榆去净梢，各二钱

二味俱炒成炭，研末，酒煎服，或水煎加酒半杯亦可。

保阴煎寒补阴　治血因火逼，妄行而崩。

凡便血不止及经期太早。一切阴虚内热动血等症俱宜。

生地　熟地　白芍酒炒，各二钱　续断　山药各一钱五分　黄芩　黄柏　甘草各一钱

如夜热，加川地骨二钱。多汗，加麦冬、枣仁各一钱五分。血虚，血滞，筋骨疼痛，加当归一钱五分。血滑不止者，加去梢地榆，炒黑研末一钱五分，或加乌梅亦可。

加味逍遥散补微凉　治肝经风热，致血妄行而崩者。

当归　白芍酒炒　山栀炒黑　柴胡　白术净　茯苓各一钱　丹皮七分　甘草一钱

加生姜一片煎。

加味归脾汤补微凉　治脾经郁结，血不归经而崩者。

黄芪酒炒　党参去芦，米炒　枣仁即炒，杵，各一钱　木

香末四分，冲药服　丹皮七分　白术净，一钱　炙草六分

加味六君子汤补　治脾胃亏损，不能摄血归源而崩者。

党参去芦，米炒，二钱　当归　白术净　半夏制　白芍酒炒　茯苓各一钱五分　陈皮　柴胡　炙草各一钱

加莲蓬壳，烧成炭一钱，研末冲药服。有热，加山栀一钱。

举元煎补　治气虚下陷，血崩血脱，亡阳垂危等症。

炙芪三钱　党参去芦，米炒　白术饭蒸，各二钱　升麻蜜炙，四分　甘草炙，一钱

如兼虚寒者，干姜、附子任加。滑脱者，加乌梅二只。

奇效四物汤补　治肝经虚热。血沸腾而崩久不止者。

当归二钱　川芎六分　熟地三钱　阿胶蛤粉炒珠　白芍酒炒　艾叶酒炒，各一钱五分

如血仍未止，加百草霜一钱，研末冲药服，有热则加黄芩一钱。

柏叶散补涩　治元气虚弱，崩中漏血，年久不愈者。白带亦治。

当归　生地　柏叶炒　川续断　龟板炙　川芎各三钱　阿胶蛤粉炒珠，一钱　禹余粮　鳖甲炙，各三钱　地榆去梢，炒黑　牡蛎煅　赤石脂煅　鹿茸酥炙　艾叶酒炒，各一钱

共为细末，每服二钱，粥水调下。

黄芪汤补　治血崩日久不愈者。

炙芪二钱　当归　薏米炒　莲蓬壳烧成炭，研　白芍酒炒　阿胶蛤粉炒珠　山药炒，各一钱五分

加鹿角霜，研末六分，冲药服，或以钱作两，炼蜜为丸，每服三钱，温酒下，白汤下亦可。

附：杀血症方

此症或由血崩，或由小产，去血过多，心无所养而作痛，宜用甘温之剂，以养营血。

养营汤补　治杀血心痛。

党参去芦，米炒　枸杞各一钱五分　山药炒，二钱　熟地　当归各三钱　炙草一钱　生姜二片

如有热，去生姜，加酒炒白芍二钱。

归脾汤补　治杀血症，心无所养而痛者。

炙芪　党参去芦，米炒　白芍酒炒　枣仁即炒杵　白术净，各一钱五分　远志去心，四分　龙眼净肉，六分　当归三钱　木香五分　炙草七分

胎　孕

凡妇人受胎之后，有胎气不安者，或虚或实，或寒或热，各有所因，治之者当细察其症而用药，乃为至善，若泥于古方，谓白术、黄芩为安胎圣药，无有不

误。气滞者，忌白术。中寒者，忌黄芩。胎气有热而不安者，其症必多烦热，或渴，或躁，或漏血，溺赤，或大便坚结，清其热而胎自安。有胎气寒而不安者，其症或吞酸吐酸，或呕恶胀满，或喜热畏凉，或小水清长，大便泄泻，服温中之药而胎自安，有胎气实滞而不安者，其症或食滞胀满，或肝气滞逆，或气滞作痛，察其所由，开之导之而胎自安，惟有胎气虚而不安者，最难调治，其症有先天虚，有后天虚，实为胎元之所系。先天虚者由于禀赋，随阴阳之偏，渐加培补。后天虚者，由于人事，凡色欲，劳倦，饮食，七情之类，皆能伤其胎气。此总不离于胎气之虚，仍须加之谨慎为要。宜问其平日之脏气是寒是热，酌而治之。不独妇科，诸症皆然。凡妊娠有病，以四物汤为主，无论麻黄、桂枝、大黄、姜、附等药，皆可随症加入。古人六合四物汤，论之详矣。如恐有碍，以灶心黄土研末，水调涂于心下及脐下，干则易之。孕妇宜节欲食淡，勿过劳，勿过佚[①]，日常行动，以活其胎。屏绝嗔怒，以静其性。自然易生易育，儿亦多寿，此外尤有漏胎下血各症，另有治法。

胎孕列方

凉胎饮 寒 微补 治胎气内热不安。

生地 白芍 酒炒，各二钱 茯苓一钱五分 黄芩 枳壳

---

① 佚：同"逸"。

面煨，去瓤　石斛　当归各一钱　甘草七分

如热甚，加黄柏一钱。

三味白术汤凉　治妊娠内热心痛。

白术净，三钱　赤芍一钱五分　黄芩炒，一钱

水煎。

温胃饮温补　治脏寒呕恶，胎气不安。

党参去芦，米炒，三钱　白术净，二钱　扁豆炒，杵，一钱五分　陈皮　当归　炙草各一钱

加煨姜二片煎，滑泄者去当归。气滞胸腹痛，加藿香一钱五分，砂仁五分。下寒带浊，加故纸一钱。

人参橘皮汤补　治妊娠脾胃虚弱，气滞恶阻，呕吐痰水，饮食少进者。

党参去芦，米炒　陈皮　白术净　茯苓各一钱　厚朴制，七分　炙草三分

加生姜二片，竹茹一团煎。如因中脘停痰，宜二陈汤加枳壳。因饮食停滞，宜六君加砂仁。

小和中饮和消滞　治娠妇食滞，胀满不安。

扁豆炒，杵，二钱　陈皮　山楂各一钱五分　厚朴制　茯苓各一钱　炙草五分

加生姜二片煎。气不顺者，加砂仁七分。寒滞者，加煨姜。火盛于上者，加山栀一钱。

解肝煎和　治妊娠肝气滞逆，胀满不安。

藿香　陈皮各一钱五分　砂仁杵，七分　厚朴制　茯苓　白芍酒炒　苏梗各一钱

安胎饮补 治起居不慎，胎动不安。

熟地一钱五分 川芎六分 白芍酒炒 阿胶炒珠 当归 茯苓各一钱 白术净，二钱 炙草三分

加艾叶四分煎。

养胎饮补 治血不养胎，胎动不安。

当归三钱 白芍酒炒，一钱五分 白术饭蒸 杜仲盐水炒，各二钱 熟地四钱

如腹时痛多寒者，加川椒五分，煨姜一片。有火者，加黄芩一钱。

七味阿胶散补 治胎动腹痛。

白术饭蒸 茯苓 阿胶蛤粉炒珠 白芍酒炒 当归 陈皮 炙草各一钱

加生姜二片，红枣二枚煎。

胎元饮补 治胎气虚而不安不固者，或间二三日服一剂。

党参去芦，米炒 杜仲盐水炒 当归各二钱 熟地三钱 白芍酒炒 白术饭蒸，各一钱五分 陈皮五分 炙草一钱

水煎。有带浊，加山药二钱，故纸一钱。气分虚极，加炙芪二钱，白术一钱五分。如滞而胸腹饱闷者，则勿用。寒则加炮姜七分。阴虚小腹痛，加枸杞二钱。气逆，加砂仁七分。虚而兼热者，去杜仲，加生地二钱。若心脾气虚，宜服逍遥饮，或归脾汤。

达生饮补 治妊娠临月，间三两日，或间三四日服一剂，则如羊之易生。倘有别症，须以意增减。

党参去芦，米炒　白术饭蒸　当归各一钱　大腹皮酒洗，晒干，一钱五分　陈皮　苏叶　白芍酒炒，各一钱　炙甘草一钱五分

胎　前

子悬、子肿、子嗽、子泻、子淋、子气、子鸣、子烦、子满、子痫，此外又有子喑者，因督脉系于舌本，为胎气壅闭，故不能言。俟分娩后，自能言矣，不必服药。

并小便不通列方

紫苏饮兼补　治胎气不和，上腠心腹，胀满疼痛，谓之子悬。

紫苏　陈皮　川芎　大腹皮酒洗　归身　白芍酒炒，各一钱　党参去芦，米炒，七分　炙甘草五分

加生姜三片，葱白二寸煎。

加味五皮汤和　治妊娠四肢浮肿，此乃胎水泛滥，谓之子肿。

大腹皮酒洗　生姜皮　桑白皮　五加皮各一钱　茯苓皮　于白术净，各一钱五分

加红枣二枚煎，磨木香少许冲服。

加味二陈汤和　治妊娠久嗽，谓之子嗽。

陈皮　阿胶蛤粉炒珠　麦冬去心　桑白皮各一钱　细辛

四分　干姜五分　北味四分　白茯苓一钱　半夏制，一钱
炙草五分

加生姜二片煎。如发热鼻塞，或流清涕者，宜照感
冒咳嗽方治。

加味四君子汤补兼凉　治妊娠泄泻，谓之子泻。

党参去芦，米炒　白术净　茯苓各一钱五分　砂仁杵，五
分　黄芩七分　炙草一钱

如不宜凉者，去黄芩，或服补中益气汤。

安营饮凉补　治妊娠小便少而涩痛，谓之子淋。

当归　生地　滑石　麦冬去心　党参去芦　木通各一
钱　竹叶十片　草梢六分

加灯心一团煎。

天仙藤饮和　治妊娠三月之后，足趾发肿，渐至腿
膝，饮食不甘，或足趾间出黄水，谓之子气。

天仙藤洗，略炒　香附炒，杵　陈皮　乌药各一钱　川
木瓜三片　苏叶四片　甘草六分　生姜三片

如因脾虚弱，中气下陷，宜兼服六君，及补中益气
汤。

加味四物汤补　治子在腹中，失脱口内所含疙瘩而
啼者，谓之子鸣。

当归　白芍酒炒　熟地　白术净　茯苓各一钱

先将豆撒在地，令孕妇捡之，则子自含着疙瘩而止
矣。愈后服此汤以安胎。

竹叶汤凉补　治妊娠心惊胆怯，烦闷不安，谓之子

烦。如胃寒，则去黄芩。

当归一钱　川芎五分　黄芩　熟地　麦冬去心　白芍
酒炒　茯苓各一钱　竹叶五片

鲤鱼汤补　治妊娠腹胀，胎中有水气，遍身浮肿，
小便不利，谓之子满。

当归　白芍酒炒　白术净各一钱　茯苓一钱五分　橘红
五分　鲤鱼一只，约重四五两，略重亦可

先将鲤鱼去鳞脏煮熟，去鱼用汁，加生姜五片入
药，煎约一盅，空心服，当有胎水下如水，未下尽，或
胎死腹中，胀闷未除，再制一服，即水尽胀消而愈。

羚羊角汤凉散微补　治妊娠血虚受风，忽然口噤反
张，谓之子痫。

羚羊角先煎　独活各一钱　钩藤二钱　党参去芦，米炒，
八分　白茯神　防风各七分　川芎五分　当归　桑寄生各一
钱五分　炙草五分

如因怒动肝火者，宜兼服逍遥散。

小便不通

四物加黄芩泽泻汤补兼凉　治妊娠小肠有热，小便
不通。

当归　泽泻盐水炒　熟地各一钱五分　川芎五分　白芍
酒炒　黄芩各一钱

茯苓升麻汤微补　治妊娠胞胎坠压，胞系缭乱，小

便点滴不通，谓之转胞。其症最危最急。

当归二钱　　川芎六分　　升麻蜜炙，五分　　茯苓赤白，各一钱　　苎根一钱五分

加琥珀，研末二钱调服。

治妊娠胞胎坠压小便点滴不通奇方

急令娠妇睡在竹床，或睡在大长凳上，一人扶稳，一人倒举凳尾，轻轻摇数次即愈。

妊娠禁用各药

班蝥，水蛭，虻虫，乌头，附子，天雄，野葛，水银，巴豆，牛膝，薏米，蜈蚣，三棱，莪术，代赭石，芫花，大戟，麝香，蛇蜕，雄黄，牙硝，芒硝，丹皮，肉桂，槐花，牵牛，皂角，半夏，南星，通草，瞿麦，干姜，桃仁，硼砂，干漆，蟹爪，地胆，茅根。此说出《便产须知》。但半夏与参术并用以补脾，可不必忌。虚阴之人，姜附亦不得不用。临症者要识变通。

胎　漏

妊娠经血不固而漏，谓之胎漏。有因病气而漏者，则去其病。有因胎气而漏者，则安其胎。或凉或补，各有所宜。又有忽然下血者，或由火热迫血，或由郁怒气

逆，或由损触胎气，或由脾胃气陷，皆当审症调理。若去血过多，宜专顾元气，以防其脱陷。

胎漏列方

独圣散^和 治妊娠有所伤触，激动胎元，腹痛下血极效。

大砂仁一钱

连皮炒，勿令焦黑，取仁去膜，研末白汤下。

胶艾汤^补 治妊娠卒然下血，并治跌仆胎动不安，腰腹疼痛，或胎上抢，或去血腹痛。

当归 艾叶各一钱五分 白芍酒炒 熟地各二钱 阿胶蛤粉妙珠 炙芪 地榆去梢，炒成炭 炙草各一钱

加生姜二片，大枣二枚煎。一方，单用阿胶炒珠四钱，艾叶二钱，治亦同。

四圣散^{凉微补} 治因内有热而胎漏下血。

条芩一钱五分 白术净，二钱 阿胶蛤粉炒珠，三钱 砂仁杵，六分 艾叶五分

如因脾胃虚陷，或去血过多，宜服八珍汤，或补中益气汤。因恼怒伤肝者，服加味逍遥散，加生地。

葱白汤^和 治胎动下血，腹痛抢心。

葱白约五六茎

煎浓汁饮，胎未死即安，已死即下。

举元煎^补 治去血过多，速顾元气，以防其脱陷者。

190

炙芪三钱　党参去芦，米炒　白术净，各二钱　炙草一钱
升麻蜜炙，四分

如虚寒者，姜附任加。防滑脱者，加乌梅二只，或
文蛤六七分。

堕胎小产

此症屡患者多在三个月，或五七月之间，下次之
堕，必应期而复然。总属气血大虚。盖妇人肾以系胞，
而腰为之府，故妊娠之候最虑腰痛，痛甚则堕，不得不
防。凡畏堕胎者，必须察其所伤之由，预为戒慎，而培
养之。若到临时，则无及矣。妇人当血气既衰，于小产
后多有胎既落，而复又下堕，如更有一胎欲产者，不必
惊慌，服八珍、十全等汤自愈。

堕胎小产列方

四物鹿胶汤温补　治屡患堕胎。

当归　鹿角胶各一钱五分　杜仲盐水炒，一钱　补骨脂
盐水炒　白芍酒炒　川芎　菟丝饼　川续断各一钱　熟地二
钱

千金保孕丸补　治妊娠腰背痛，惯于小产堕胎，不
受温热之剂者，受胎两月即服之。

川续断酒洗，一两　山药炒，三两　川杜仲糯米煎汤浸
透，炒断丝，四两

191

研末，枣肉和丸，每服三钱，米饮下。忌酒醋恼怒。

桑寄生丸补　治妊娠应期堕胎，不受热药者。

川杜仲糯米水泡，即以糯米拌炒，勿令焦，一两六钱　炙芪三两二钱　真桑寄生　高丽参去芦，米炒　北五味各八钱　白术净炒，一两二钱

加去核大枣一两二钱，水熬成膏，将所炒之糯米研末，共和为丸，如绿豆大，每服四钱，米汤送下。一日二次。

芎归补中汤补　治气血虚半产。

炙芪　当归　川芎　白术净　党参去芦，米炒　白芍酒炒　杜仲盐水炒　艾叶　阿胶蛤粉炒珠，各一钱　北五味六分　炙草五分

如脾气虚弱，则服补中益气汤。

人参黄芪汤补　治小产气虚，血下不止。

党参去芦，米炒　炙芪　当归　白术净　白术酒炒　艾叶各一钱　阿胶蛤粉炒珠，二钱

如小产后血不止，或烦渴者，属气血大虚，用八珍汤加炮姜补之。腹痛呕泻，服六君子汤，加姜附。

胎死腹中

此症多以触伤，或犯禁忌，或胎薄弱不成，或以胞破血干，持久而殒。但察产母唇舌俱红者，母子无事。

192

唇舌俱青者，母子俱死。唇青舌红者，母死子活。唇红舌青者，母活子死。若非产期，而觉腹中阴冷重坠，或为呕恶，或秽气上冲，舌见青黑者，皆子死之症，速宜下之。下后审其虚实，随加调补自愈。

子死腹中列方

加味脱花煎攻峻剂　治胎死腹中。

当归七钱　牛膝盐水炒　川芎各二钱　肉桂去皮，另炖

红花各一钱　车前一钱五分　朴硝三钱

水煎好，加入朴硝，再煎三四沸服。

临　产

临产之月勿多睡，宜常运动，使血气流畅，又不可过劳。凡一切应用之物，预为备便。稳婆要择老成惯熟者。暑天则以水漉地而扫。时值寒冷，则以纸糊密窗棂，并烧火盘，庶几温凉得宜。房中只许晓事老妇二人陪伴，须关闭门户，禁止杂人往来，更不得大惊小怪，无事询问。如产母欲食则进以薄粥，美膳，以助气力。渴则取白蜜半杯，滚水调匀饮之。使之润燥滑胎，自然易生。有一月之前，忽然腹痛如欲即产，却又不产，此名试月。又有临月忽然腹痛，或作或止，或一日或三五日，胎水少来，但腹痛不密，谓之弄胎。无论胎水来与不来，俱不妨碍，当宽心待时，切不可预先惊动，提服

催生等药，以致误事。俟至腰腹一阵痛似一阵，痛极难忍，粪门挺急，如欲大便。眼中时见金光，浆破血来，方是瓜熟蒂落正产之候。如胞浆破后一二时辰不生，即宜服催生等药，如脱花煎、羊肉汤之类。不应即服加味八珍汤。盖浆乃养儿之生，浆干不产，必其胎元无力，愈迟则愈干，力必愈乏，所以速宜催之。与无故而妄服催生药者不同。若胞破久而水血干，产路涩则儿难下，服药以助气血，并急浓煎大盘葱汤，令产妇以小凳坐于盘内，薰洗产户良久，并洗小腹，使其暖而气达，血自行而产矣。妊娠之妇，切不可占卜问神，如巫觋之徒，哄吓谋利，妄言凶险，产妇闻之，则气结滞而不顺，多致难产，此宜切戒。

产难催生列方

脱花煎热兼补　治产难经日，催生最佳。

当归七钱　肉桂去皮，另炖，一钱　牛膝盐水炒　车前子　川芎各一钱五分

或加酒一二杯，冲药服，以助药力。

如气虚困剧者，加参随宜。阴虚必加熟地三四钱。

羊肉汤补　治难产经日，服之以助气血。

精羊肉四两　当归五钱　川芎二钱　生姜五片

水煎，分四次服。

加味八珍汤补　治胞浆破后，血水枯竭，元气困惫者。

当归二两　白术饭蒸，一两二钱　川芎四钱　白茯苓五钱　党参去芦，米炒　熟地各一两五钱　白芍酒炒，七钱　益母草三钱　炙草四钱　生姜五片　大枣六枚

水煎数碗，不时饮之。饮毕再捡再煎而饮以救之，亦可得生，不可迟缓。

寻常催生列方

姑备平稳之方，不服亦可。

保产无忧饮兼补　治胞盛气实，临产日先服者。

当归一钱五分，酒炒　川芎　白芍酒炒，各一钱二分　川贝去心，研末，冲药服，一钱　黄芪八分，生　蕲艾七分，醋炒　菟丝饼一钱四分　厚朴七分，姜汁炒　荆芥八分　枳壳面炒，去瓤，六分　羌活　炙草各五分

加生姜三片煎。达生饮最佳。方在胎孕内。

保生无忧散补兼行　治临产补其血，顺其气。或胞胎肥厚，根蒂坚牢者，皆可使之易产。并治小产瘀血作痛。

当归　川芎　白芍酒炒　乳香制　枳壳面煨，去瓤　木香各四钱

共研末，每二三钱，水煎日服二次。

交骨不开列方

此症无非阴气不足，阴不足则气不达，所以不开，不开则产必艰难。

加味芎归汤兼补　治临产交骨不开，难产者。

当归六钱　川芎二钱　龟板炙，杵，五钱　妇人发洗净，煅透，研，二钱

水煎服。

生产不顺

横生者，儿方转身，用力太早，逼之使然也。须安慰产母，令其仰卧，嘱老练稳婆，剪去指甲，以香油润手，推儿身顺直，用中指探儿肩，不使脐带缠绊，然后服脱花煎催之。方在前二页。

倒产者，儿未转身，努力太早，手脚先出也。令稳婆以手轻轻推入，又再推上，儿身必转。若久之不生，稳婆手入产户，就一边拨转儿头，服脱花煎。渴则饮以蜜水，饥则食以薄粥，然后扶掖起身，用力一送，儿即生矣。切勿以针刺儿脚心，恐儿痛上系，则母命难保。

偏产者，儿方转身，母用力太急，逼儿头偏一边，虽露顶，非顶也，乃额角耳。令稳婆轻手扶正，其头即下。若儿顶后骨偏注谷道露顶，稳婆轻手于谷道外旁托正，产母用力，则生矣。

碍产者，儿转身时，脐带绊其肩，以致难生。令稳婆轻手推儿向上，以中指按儿肩，脱去脐带即生。

盘肠产者，临产子肠先出，然后生子，肠出时须以

196

洁净漆器盛之。用蓖麻子四十九粒，去壳研烂，贴在顶心，候肠收尽，速即洗去，切不可迟。若肠略干，以磨刀水少许温润之。又法，用芝麻油纸捻点火吹熄以薰鼻，肠亦收上。于子肠出时，产母仰卧，稳婆将子肠温水洗净，然后托起，轻轻送入，推而上之。嘱产母两腿夹紧谷道，其肠自收，此法尤为便捷。

胞衣不下

此症如无痛胀，但见无力者，宜补气助血，速服决津煎。因恶露流入胞中，胀滞不出者，令稳婆以手指顶其胞底，使其血散，或以指摸上口攀开一角，使血水倾泻，则自落矣。如血渗胞中，停蓄既久，而为胀为痛，或喘或急，命在顷刻者，非逐血破血不可，须速服牛膝汤。

胞衣不下列方

决津煎热兼补　治胞衣不下，但见无力，不痛不胀者。

当归七钱　泽泻盐水炒，一钱五分　牛膝盐水炒，二钱　肉桂去皮，另炖，八分

水煎服。一方，川芎二钱，当归六钱，肉桂一钱，治同。

牛膝煎攻峻剂　治胞衣不下，腹中胀急，速服此

方，缓则不救。

当归三钱　川芎二钱　牛膝盐水炒，二钱　蒲黄一钱五分 肉桂去皮，另炖，一钱　朴硝三钱　丹皮一钱

加生姜二片煎好，入朴硝，再煎三四沸服。如非危急，只见不下，并无胀痛者，服当归五钱，川芎二钱，最稳。

失笑散和　治血入胎衣，胀而不下。

五灵脂去土，炒，五钱　蒲黄炒，五钱

共研末，每服三钱，温酒下。

蛋醋饮和　治胞衣不下。

生鸡蛋二个，去黄留白

用好陈醋大半盅，煎滚冲服。

治胞衣不下奇方

用莲叶一张，扯作两三块，煎水服。胞衣即破作两三块而下。无叶则用莲蓬，无论生枯，均要扯破。又方：用蓖麻子四十九粒。去壳捣烂，贴两足心即下，下后速即洗去，迟恐肠出。如肠已出，仍用此药敷囟门，肠自收入，药即洗去，勿迟。以本妇头发搅入喉中，使之作呕，则气升血散，胞软自下。难产者，亦用此法，甚效。

血晕气脱

产时胞胎既下，忽然眼黑头眩，神昏口噤，昏不知

198

人。此症有二：一曰血晕，一曰气脱。血晕者本由气虚，然亦有血壅痰滞者。察其形气，果属有余，胸腹胀痛上冲，此血逆症也。不可放倒，宜服芎归汤下失笑散。痰盛气粗，则服二陈汤。若气脱者，产时血既大行，血去气亦去，多致昏晕不省。微虚者，少顷即醒。大虚者，脱竭即死。察其形气不足，俱无胀痛气粗之类，而眼闭口开手冷者，即是气脱之症。速服大补药以救之。少迟则不及。倘作血晕治，而用辛香化痰逐血之剂，则立刻而毙矣。切宜慎之。

血晕列方

芎归汤兼补逐血　治胞衣下后，血晕实症，胸腹胀痛上冲者。

川芎二钱　当归六钱

水煎。用五灵脂，去土炒，蒲黄炒，各一钱五分，研末冲药服。

加味二陈汤和　治血晕实症，痰盛气粗者。

党参去芦，米炒，二钱　半夏制　茯苓　陈皮各一钱五分　炙草一钱　生姜三片

气脱列方

加味当归补血汤补大热　治胞衣下后，血脱而晕，眼闭口开，手足厥冷者。

炙芪一两　党参去芦，米炒，四钱　当归三钱　干姜炒，二钱　附子制，三钱

人参汤热补　治同上。

正高丽参去芦，米拌炒，一两五钱　附子制，三钱

如仓猝未及捡药，宜急烧铁秤锤盛瓦盘内，捧至床前，以醋淬之。令酸气入鼻内，收神即醒。若无秤锤，即用新砖瓦烧亦可。

产　后

产后气血俱去，最多虚症，固宜大加培补。然有虚者，亦有实者。盖虚症者，其人平日必元气素弱，临产又血随胎去，此当察其形气，果系不足，须以全虚治之。若其有邪有火，有饮食停滞，乃虚中有实，不得不兼而治之。实症者，必其素无疾病，或年当少壮，或惯于辛苦贫劳，即临盆下血，未免暂见虚损，第此塞滞之余，不过皆护胎随从之物，去者自去，生者旋生，何虚之有。治之者要审症用药，不可执一，以致有误。如头痛，身痛，憎寒，发热，或腰背拘急，此外感之实邪也。或热渴躁烦，或便结腹胀，口臭舌焦，眼眵多，尿管痛，小便赤，酷喜饮冷，此内热之实症也。郁怒动肝，胸胁胀痛，大便不利，此气逆之实症也。恶露未尽，按血上冲，心腹胀满，疼痛拒按，大便难而小便利，此血逆之实症也。富贵之家，保护太过，或多用人参、芪、术，以致气壅，或多用糖酒炭火，以致内热，此调摄太过之实症也。又或因产恐其劳困，强令多食，

以致停蓄不散，此内伤饮食之实症也。俱当因症施治，不可执以为虚。有狂言如见鬼神者，以有败血上冲，胸腹胀痛，宜服泽兰汤，并失笑丸。此症与血虚，神不守舍，心慌，自汗者迥别，切莫混治。产后有三禁，发汗多恐亡阳，利大便则伤胃，利小便则津液竭，而胃中枯燥。此经常之法，不可不知，而应变之权，尤不可不讲。产毕胞衣下后，即服生化汤，上床以被褥靠之。暑月则以大藤枕，或凳靠之。须至四五日后，方可平睡。又常以手从心顺贯至脐下，令恶露下行，并要避风养神，少言语，大忌梳头，濯足，免招风湿。

产后列方

生化汤微补　治产后去瘀生新，胞衣下后即服，人人必用之方。

当归五钱　川芎二钱　桃仁研，七粒　益母草一钱　炮姜六分

加童便半酒杯，冲服更佳。

狂　　言

泽兰汤行血　治败血上冲，胸腹胀痛，狂言如见鬼神。

当归　牛膝盐水炒　茺蔚子　白芍酒炒　熟地各一钱五分　泽兰二钱　柏子仁杵，一钱五分

或加失笑散一钱五分，冲药服。方在胞衣不下内。一方，用生化汤，倍加桃仁，煎好，煎失笑散一钱五分服，不可服峻剂。

心慌自汗

归姜汤温补　治产后心慌自汗。

当归三钱　枣仁即炒杵，一钱五分　炮姜七分

如气虚，加参或加制附子。

归脾汤补　治产后心慌自汗，或心神惊悸。

党参去芦，米炒　白术净炒　当归　白芍酒炒　枣仁即炒杵　炙芪各一钱五分　远志去心，五分　龙眼净肉，四分　炙草六分

腰　痛

独活寄生散散　治产后腰痛，上连脊背，下连腿膝，属风者。

当归　桑寄生　防风　秦艽　牛膝盐水炒　威灵仙　独活　狗脊各一钱　金毛　细辛三分　白茯苓一钱　桂枝五分　炙草三分

舒筋汤热　治产后血滞，腰腹疼痛。

元胡索　当归　肉桂去皮

等分为末，每服二钱，温酒下，或白汤加酒一杯下。

桃仁汤散血　治产后腰痛如锥刺，属恶露为患者。

泽兰　当归各三钱　牛膝盐水炒，二钱　桃仁炒，研，十粒　苏木一钱

加味八珍汤温补　治产后腰痛，专在一处，不连上下，属虚者。

党参去芦，米炒　白术净炒　当归　白芍酒炒　杜仲盐水炒　熟地各一钱　续断七分　肉桂去皮，另炖，三分　茯苓八分　炙草六分

心　腹　痛

四神散温补　治产后血虚，或瘀血腹痛。

当归一钱　白芍酒炒　川芎各一钱　炮姜六分

水煎。

加味六君子汤补　治产后脾虚腹痛，而呕吐食少者。

党参去芦，米炒，三钱　白术净　半夏制　当归　茯苓各一钱五分　陈皮　炙草各一钱　煨姜二片

羊肉汤温补　治产妇虚弱，血气不足而腹痛，或寒气入腹，脐下胀痛，手不可按者。

精羊肉四分　当归三钱　生姜五片

加葱盐煎，日服三次。兼呕者，加陈皮七分，白术一钱。

理中汤热补　治产后中气虚寒而腹痛。

党参去芦，米炒，三钱　白术净炒，二钱　干姜微炒，七分　炙草一钱

水煎。

加味四物汤补兼行　治产后因怒气而心腹痛者。

当归三钱　川芎　柴胡各一钱五分　熟地二钱　白芍酒炒，一钱　木香六分

如因气滞者去柴胡。

通瘀煎散血　治恶露留滞而心腹痛者。其症由渐而甚，或大小便不行，或小腹硬实而胀，或自下上冲，心腹痛极，如刀锥之刺，手不可近，与虚症不同。

归尾三钱　红花新者炒黄，二钱　香附　山楂各二钱　乌药　青皮各一钱　木香七分　泽泻盐水炒，一钱五分

水煎，加酒一杯服。如寒滞者，加肉桂四分，火盛内热者，加栀子一钱。微热血虚者，加酒炒白芍二钱，血虚涩滞者，加牛膝一钱，血瘀不行者，加去皮尖桃仁十粒，或元胡索一钱五分。痛近下者，服此方，若痛近上者，用失笑散三钱，温酒调下。

儿枕腹痛

此是儿已产下，其所枕之腹内疼痛，摸之亦似有块，按之亦微拒手，与瘀血作痛，自下上冲，心腹痛不可忍者迥别。切不可服桃仁、红花等药，以致有误。

殿胞煎热兼补　治产后儿枕腹痛，亦治产妇血虚

腹痛。

当归五钱　川芎　茯苓　炙草各一钱　肉桂去皮，另炖，四分

如血热有火者，去肉桂，加酒炒白芍一钱五分。呕者，加煨姜三片。阴虚者，加熟地三钱，气滞，加香附一钱五分。腰痛，加杜仲二钱。

身　痛

芎归加古拜汤温散　治产后外感身痛，兼鼻塞恶寒者。

当归三钱　川芎　秦艽各一钱　炮姜七分

加荆芥穗二钱，研末，生姜汤调下。

四物加泽兰汤散血兼补　治产后身痛，因瘀血凝滞，以手按遍身而更痛者。

泽兰　熟地各二钱　当归三钱　白芍酒炒　川芎各一钱五分　桃仁去皮尖，研，七粒　红花一钱

四物加参术汤热补　治血虚身痛喜按者。

党参去芦，米炒　白芍酒炒　白术净　川芎各一钱五分　当归　熟地各二钱　炮姜一钱

发　热

人参荆防散散兼补　治产后外感风寒，其症憎寒，

发热，头疼身痛，或腰背拘急，凡属外感，热昼夜不退，与血虚者不同。

党参去芦 川芎 防风 荆芥穗各一钱五分 当归二钱 炙草六分 生姜二片

四物加黑姜汤温补 治产后阴血暴伤，阳无所附，夜热晨退，与血虚不同。

熟地三钱 当归二钱 白芍酒炒 川芎各一钱五分 炮姜一钱

加味四君子汤补大热 治产后误服寒凉之药而发热。

党参去芦，米炒，二钱 白术净，炒 茯苓各一钱五分 干姜微炒，六分 附子制，七分 炙草五分

如因元气虚弱而发热者，服补中益气汤，加炮姜一钱。若四肢畏冷，急加附子。

当归补血汤补 治产后气血损伤，肌肤发热，目赤面红，烦渴引饮，或头痛头晕，气短闷乱者，或服十全大补汤。

炙芪一两 当归三钱

乍寒乍热

八珍汤补 治阴阳不和而寒热往来者。

党参去芦，米炒 白芍酒炒 白术净 茯苓各一钱五分 熟地三钱 当归二钱 川芎 炙草各一钱

加生姜二片，红枣二枚煎，如阳气陷入阴中，宜服补中益气汤。

增减四物汤 热补　治产后寒热往来，阴胜而寒多者。

党参去芦，米炒　当归　川芎　干姜微炒　白芍酒炒，各一钱　炙草五分

如阳胜热多者，服四物汤。

蓐　劳

此因产妇坐草艰难，以致过劳心力，故谓之蓐劳。其症或寒热如疟，或头痛自汗，或眩晕昏沉，或百节疼痛，或倦怠喘促，饮食不甘，形体虚羸之类，悉当培补元气为主。

猪腰汤 补　治产后蓐劳，寒热如疟，自汗无力，或咳嗽，头痛，腹痛俱效。

党参去芦，米炒，四钱　当归七钱　白芍酒炒，三钱

水煎去渣，用猪腰一对切碎，同好米煮稀粥，加葱椒盐豉，日服一次。

母鸡汤 补　治产后蓐劳，虚汗不止。

党参去芦，饭蒸　炙芪　白术净　麻黄根去净节　茯苓牡蛎各二钱

水煎去渣，用母鸡一只，去毛肠杂，煎汤三碗，任意服之。

产后喘急

此症有二，一由风寒外感，一由阴血暴竭。外感者，以邪气入肺而喘急，必气粗胸胀，形色壮盛，或多咳嗽，自与虚症不同。阴竭者，气短似喘，上下不相接，吐之若不能，吞之若不得，形色怯弱，此乃无根将脱之兆，最为危候，切不可混治。

金水六君煎 兼补　治产后外感喘急，而气粗胸胀者。

当归二钱　熟地三钱　半夏制　茯苓各一钱五分　陈皮炙草各一钱

加生姜二片煎。或用六君子汤，加杏仁一钱。

贞元饮 补　治产后气短似喘，呼吸喘急，提不能升，咽不能降，气道噎塞，热剧垂危者。

当归三钱　熟地七钱　炙草二钱

如兼呕或恶寒，加煨姜二片。气虚加人参。手足厥冷，则加制附子。

附：瘀血入肺

参苏饮补兼散血　治瘀血入肺，咳嗽喘急。

高丽参去芦，米拌炒，一两　苏木三钱

如口鼻起黑气，手足厥冷自汗，速加附子五钱。亦有可救。

产后发痉

此症腰背反张，戴眼直视，或四肢强劲，身体抽搐，无论刚痉柔痉，均属血燥血枯之病。若误用发散消导等药，必死。

十全大补汤温补 治产后发痉。

炙芪 党参去芦，米炒 白芍酒炒 白术净炒 茯苓各一钱五分 当归三钱 肉桂去皮，另炖，三分 川芎一钱 熟地三钱 炙草七分 生姜二片 大枣二枚

大补元煎补 治同上。

党参去芦，米炒，一钱五分 山药炒 杜仲盐水炒，各二钱 熟地三钱 当归 枸杞各一钱五分 萸肉一钱 炙草七分

如元阳不足畏寒者，加炮姜七分，制附子一钱。

恶露不止

清化饮凉 治恶露不止因血热者。

白芍酒炒 麦冬去心，各二钱 丹皮 茯苓 黄芩 生地 石斛各一钱

如骨蒸多汗者，加地骨皮一钱五分。

补中益气汤补 治肝脾气虚，不能收摄而血不止者。子宫下坠，或玉门不闭，均用此方，加附子一钱。

炙芪　党参去芦，米炒　白术净　当归各一钱　陈皮六分　升麻三分，蜜炙　柴胡五分　炙草七分

加生姜二片，红枣二枚煎。血不止，加炒黑去净梢地榆一钱五分。气血俱虚，血来淡色者，速服十全大补汤。

伤　食

加味异功散补兼消　治产后伤食，吞酸嗳腐满闷者。

党参去芦，米炒，二钱　白术净，一钱五分　陈皮　麦芽炒　茯苓　神曲炒　炙草各一钱

加生姜二片煎。如腹痛，加木香末六分，冲药服。

泄　泻

补中益气加减汤补　治产后泄泻。不可利小便。

炙芪　白术土炒　党参去芦，米炒　淮山药炒，各一钱五分　扁豆炒，杵，一钱　升麻蜜炙，三分　陈皮六分　炙草七分

加生姜二片，红枣二枚煎。如不止，加肉蔻霜一钱。寒加干姜四分。

大便秘涩

此症以血去津液不足而然。若计其日期已多，以大黄等药通之，则祸在反掌矣。必待腹满觉胀，欲去不能者，然后用此润剂。

济川煎 滑兼补　治产后大便秘结。

当归四钱　熟地三钱　泽泻盐水炒，一钱五分　肉苁蓉酒洗淡，二钱　枳壳面煨，去瓤，六分　升麻三分，蜜炙

猪胆汁导法

大猪胆一只

研皂角末二分，用醋少许和胆汁，以竹管贯入谷道，俟一食顷，当有宿食恶物出。

乳汁不下

凡产后乳迟或乳少，多由气血不足而然，通之补之，乳汁自来。

猪蹄汤 和　治乳汁不下。

通草二钱　川芎七分　陈皮六分　川山甲五片，炒　炙草五分

水煎去渣，用猪蹄一只洗切，再入水五六碗，煮约三碗，加葱姜盐料取汁饮之。忌食生冷物，并时将葱汤洗乳为妥。又方，鲜虾约四五两，去皮、须、头、足、

取净肉热酒冲服。随饮猪蹄汤，虾酒只饮一次，猪蹄汤可长服。

加味八珍猪蹄汤 _补　治虚弱人气血不足，乳汁不下。

炙芪　党参_{去芦，米炒}　陈皮　白芍_{酒炒}　当归　熟地　白术　茯苓_{各一钱}　川芎_{六分}　木通_{一钱五分}　炙草_{七分}

以王不留行一钱，同煎去渣，用猪蹄一只洗切，加水同煮，约二碗，任服。须用木梳，在乳上顺梳下。

妇科补遗

带　病

　　此症不外脾虚有湿，但分寒热治之，无有不愈。又云：皆由中土亏损，带脉不能收引，以致十二经之脉，因而内陷，宜用六君，加炮姜以补脾。甚则用补中益气汤以提之。或用牡蛎等丸以涩之。不论用何方，加盐水炒杵故纸一钱，甚验。

　　加味异功散补　治带病因脾虚有湿。

　　党参去芦，米炒，一钱五分　陈皮一钱　扁豆炒杵，一钱五分　生薏米三钱　白术净　山药炒，各二钱　泽泻盐水炒，一钱　白茯苓一钱五分　炙草一钱

　　如有热，加莲子心五分，黄柏一钱。色白清冷，腹痛多寒者，加干姜一钱，或再加制附子一钱。

　　加味补中益气汤补　治带病脾肾亏陷，不能收摄者。

　　炙芪　党参去芦，米炒　归身　白术净　茯苓各一钱五分　故纸盐水炒　陈皮各一钱　升麻三分，蜜炙　柴胡五分　生姜二片　红枣二枚　炙草七分

癥　瘕

　　结有定处者，为癥，属血。行无定处者，为瘕，属气。各有虚实，或宜攻，或宜补，或宜攻补兼施，要审而治之。若任意攻下，与不守禁忌，纵嗜欲，未有不丧厥身者。

血癥列方

　　五物煎补兼散血　治瘀血作痛，或成形不散，在脐腹之下，初见停蓄，根盘未固者。

　　当归三钱　白芍酒炒，二钱　熟地三钱　川芎一钱　肉桂六分，去皮，另炖　桃仁十粒，去皮尖，杵

　　通瘀煎和行散　治气滞血积，实痛拒按者。

　　归尾二钱　红花新者，炒黄　山楂　香附　泽泻盐水炒　乌药各一钱五分　青皮一钱　木香七分

　　水煎，加酒一杯冲服，寒滞，加肉桂六分。微热，加白芍一钱五分。血瘀不行，加桃仁七粒。

　　三棱散攻峻剂　治积聚癥瘕，坚满不散者。

　　白术净炒　三棱各六钱　莪术　当归各一钱六分　槟榔　木香各一钱

　　共为细末，每服三钱，沸汤调下。

　　加味四君汤补兼行　治血癥久而不散，人已虚弱者，宜兼用外治，方善。

党参去芦，米炒　白术净炒　川芎　茯苓各一钱五分
木香七分　当归二钱　炙草六分

加生姜二片煎，或服归脾汤，重用木香，或服逍遥
散、六君子汤，加木香，均当审而治之。

气瘕列方

木香调气散和行气　治气瘕。
大砂仁　木香　白蔻　丁香　白檀香　藿香　炙草
等分研末，每服二钱，淡盐汤调下。
五磨饮和行气　治同上。
党参去芦，米炒　乌药　槟榔　正沉香　木香
等分研末，每服二钱，淡姜汤下。
香砂六君子汤补兼行　治虚弱人气瘕。
党参去芦，米炒　白术净炒　半夏制　茯苓各一钱五分
砂仁炒，杵，五分　木香六分　陈皮　炙草各一钱
加生姜二片煎。
熨痞方　治结有定处，无论男女皆宜。
先将麦面和成条，量痞大小围住，第一层用麝香二
三分掺上，第二层用真阿魏一二钱研细末掺，第三层用
朴硝一二两铺盖其上，以青布覆之。备热熨斗二只，于
布上轮流熨之，觉腹中气行宽快，即是痞消之兆，麝
香、阿魏要真的，假者不验。

乳痈乳岩

乳痈则因儿口气所吹，壅结胀痛，肉色赤肿，发热烦渴，憎寒头痛，治之亦易。惟乳岩之症，初起结小核于内，肉色如常，速宜服消散之药，若积久渐大，内溃深洞，最为难疗。服补方尚可以延岁月，切忌开刀，开刀则翻花必死，用药咬破者亦同。

乳痈列方

栝蒌散和　治吹乳肿痛。

栝蒌一个　乳香制，一钱五分

酒煎服，外用南星为末，温酒调涂，更以手揉散之，又方，用萱草根擂酒服，渣敷患处。

连翘金贝煎和　治乳痈红肿疼痛之甚，热毒有余者。

白芷　归身　乳香　制没药　制川贝杵，各一钱

水煎，冲酒一二杯服。又方，生蒲公英捣烂冲酒服，渣敷乳上。略睡片时，数次即愈，如无生的，用干研末亦可。

乳岩列方

加味阳和汤热补　治乳岩初起，日久亦宜，此乃阴症圣药。须间日服二陈汤。

216

熟地八钱　肉桂去皮，另炖，六分　炮姜五分　真鹿胶炒珠，三钱　麻黄四分　甘草炙，一钱

水煎服，服后饮好酒一二杯。谨戒房事，服至病愈为止。炮姜、肉桂，看症任加，制附子亦宜。

加味逍遥散热补　治乳岩。

白术净，二钱　当归三钱　白芍酒炒　香附杵　柴胡各一钱五分　炮姜　茯苓各一钱　炙草七分

外　科

疮　疡

凡疮红者为痈，白者为疽，小者为疖。痈是热症，宜清凉解毒。疽是寒症，乃气血大虚，与痈相反，寒药丝毫不得用。即外敷亦不可，宜服大补气血之剂，或加附子、炮姜、肉桂，引用麻黄五分，冬天有用至一钱者。此味虽夏月亦必用，使之寒毒有路而出。疽者色白，不甚肿，其寒毒深，故药须热补，或用艾火灸之。痈者色红亮而肿，其寒毒外见，故药当清凉。然年老及虚弱人，必服内托药方稳。

红疮列方

真人活命汤和　治热疮初起，功能消散。溃后忌服。

当归　防风　白芷　银花　贝母杵　花粉　陈皮草节　乳香制　没药制　山甲炙　角刺各一钱

水煎，加酒一杯冲服。

神功托里汤凉补　治一切肿毒及发背乳痈，或焮

218

肿，憎寒壮热，未成已成均效。

金银花五钱　生黄芪四钱　当归二钱　甘草一钱

水煎，加酒一杯冲服。

白疽列方

阳和汤热补　治一切色白平塌阴疽，此为圣药，万应万灵，从无一失。

熟地七钱　肉桂去皮，另炖，七分　炮姜五分　真鹿胶炒珠，三钱　麻黄五分　炙草一钱

水煎，服后饮好酒数杯。谨戒房事服至病愈为止。

干姜散热　治白疽初起甚效。

干姜一两，炒黄

研细末，用醋调敷，四围留头自愈。又方，无论虚实寒热，用远志研末敷之。或以酒燉开服七分，甚效。若治乳痈更验。

独圣散和　凡患疮疡，皆由气血凝滞，须服香剂，以香能行气血也。此方最宜。

香附六钱，姜汁浸一宿，焙干

研末，每服一钱五分，或二钱，白汤下。

痈疽溃烂列方

集香散和　治痈疽溃烂，须用此香味。凡气血得香则行，得臭则逆。又要用膏药贴护，使风不入，则肌肉易生。

白芷　藿香　香茅　香附　防风各三钱　木香　甘

草各一钱

研细末，先照方捡二剂，煎浓汤洗之，然后掺此散，掺毕以败毒膏药贴之。

瓜皮散和　治多年恶疮。

冬瓜皮焙

研末掺之。又治伤损腰痛，每服一钱，温酒调下。

指头疮方

消毒散

雄黄八钱　蜈蚣一条

共研末烧烟，薰三两次即愈，或用猪胆汁调涂亦可。

肿毒列方

凤仙膏和　治对口发背，鱼口便毒，及瘰疬初起，一切肿毒之症，用之甚效。

凤仙花即指甲花，取连根叶一大株

洗净风干，捣取自然汁，入铜锅内，不可加水，将原汁熬稠，敷患处，一日一换。凡诸毒初起，虽大如碗，敷二三次即消，已破者禁用。不得以铁锅熬。水仙花根捣烂，散亦佳。

脓泡疥疮方

樟脑散　治疥疮有脓者，百发百中，灵验无比。

樟脑八钱　硫黄一钱五分　川椒一钱，炒　枯矾一钱共研末，真芝麻油调匀，不可太稀，摊在新粗夏布上包好，线扎紧，先将疥疮针刺去脓，随以药包在炭火上热，对患处按之。日按数次，俟其不能复起脓，则可用药包乘热擦之矣。如秋冬凉天，四五日即可结痂而愈。布为脓浆糊实，须换布另包。

治瘰疬列方

夏枯草膏和　治瘰疬无论已溃未溃，或日久成漏亦效。

用夏枯草一把，煎熬成膏。每服半酒杯，白汤开下，并将此膏涂之。瘰疬即消。此草能生血，乃治瘰疬之圣药，但虚弱人不可单服，宜于补剂中加香附、川贝各一钱五分，远志七分，煎好开膏服之。

鲫鱼散和　治瘰疬。

用鲫鱼一只，约重四五两，破开不见水，去肠杂，将肥皂核塞满，外以纸包，再以泥包，放炉火中煨成炭，取出，碗盖存性，研细末，每服一钱，白汤下，服至一两，无有不愈。

僵蚕散温　治项下瘰疬。

白僵蚕炒，一两五钱

研细末，每服五分，白汤下，日三服，十日愈。

白玉丹　专治瘰疬破烂，连及胸腋，臭秽难闻。虽数十年不愈，药到病除，神效之极。

新出窑石灰一大块，放清水盘内化开，次早取其面上者，用真桐油调匀，先煎花椒与葱，洗净患处，以药敷之，其效如神。

疔　毒

凡手指或各处有疮，初起即发痒，身热恶寒或麻木，此乃极毒之疔疮，不速治必死。

去毒方

急以针挑破，挤去恶血，候血尽，口噙凉水吮之。水温再换，吮至痛痒俱无，即愈，此法最善。

葱蜜方　治疔疮恶肿。

针挑破，用老葱、生蜜糖捣匀，贴两时久，疔即出，以醋搅之，神效。

菊花酒微凉　治疔疮肿毒。

野菊花根一握

捣汁一升，冲酒一杯，炖热服，即至垂死，入口便活。冬月掘地取用亦可。并治一切恶毒，捣烂酒煮服，以渣敷之。

附瘢疹

葛根加牛子汤凉散　治瘢疹初起。

升麻一钱　葛根二钱　秦艽　荆芥　苏叶　白芷　赤芍各一钱　牛子一钱五分　甘草一钱

服此方后，次服犀角地黄汤，或服大青汤、三黄解毒汤，甚则服白虎汤。

犀角地黄汤寒 治瘢疹。血热妄行亦宜。

生地四钱 白芍酒炒 麦冬去心 犀角尖先煎 丹皮各一钱五分

大青汤大寒 治瘢疹大毒。

生石膏 知母 元参 青黛 地骨皮 生地 木通各一钱 甘草七分 荆芥穗一钱 竹叶十五片

元参升麻汤凉 治发瘢咽痛。

元参三钱 升麻 甘草各一钱

加犀角、黄芩、射干、党参，治阳毒发瘢，头顶皆痛，狂躁骂詈，咽肿吐血。温服取汗。

跌打损伤

玉真散 治破口伤，无论伤口大小，或溃烂进风，口眼㖞斜，手足扯动，用此散敷伤口。另用三钱，温酒冲服，白汤调服亦可，效能起死回生。惟已呕吐则难治。如脓多者，以温茶避风，洗净而敷，无脓忌洗。

生南星姜汁炒 羌活 防风 明天麻各二钱 白附子二两四钱 白芷二钱

共研极细末，收入窄口磁瓶内，蜡封密，不可泄气。

又方 治破伤风，亦名玉真散。

防风 生南星姜汁炒

等分研细末，用以敷伤口，并酒调服一钱。此方虽打伤至死，童便调灌二钱，三服必活。

跌打青肿

大黄生姜方 治跌打青肿不破口者。

生大黄一两

用老生姜汁，磨融敷之，一日一换，紫者转黑，黑即转白，甚觉效验。

汤火伤

宜服童便，或用白沙糖二三两，滚水调服，以免火毒攻心。虽痛极亦要忍住，若用冷水及井泥沟泥，则热气内逼，为害非轻。

大黄散 治汤火伤。

生大黄七钱，研极细末

先以真桐油或真芝麻油涂之。涂后，掺以食盐少许，再将药末撒上，立刻清凉止痛，并无疤痕。又方真芝麻油二斤，生大黄半斤，用铜锅熬至药色焦黑，瓦罐连渣收存。遇伤以鸭毛蘸油涂之，极验。

清凉散 治被汤火伤者，无论新久均效。

新出窑石灰三四大块

用冷水一盆，放石灰于内，次日面上结一层如薄冰样者取起，以杯载之。加真桐油调极浓厚，敷之即愈。面上所浮石灰，并水取之，方得滴桐油下，调之自然浓厚矣。

外科补遗

治痔疮有血者，用苦苣菜或生或干，煎汤以熟烂为度，连汤倾大木盘内，以横板一块架上，坐而薰之。俟汤可下手，即撩菜频频洗之，汤冷方止，日洗数次，五六日见效。又方，取菊花叶捣烂敷之，数次即愈。

治脑破骨折，用葱白和蜜捣匀，厚敷立效。

凡一切汤火伤，及跌打伤，压伤症重者，恐其瘀血与火毒归心，须急饮童便半茶杯，或小便亦可。如嫌其秽，则用滚水开白沙糖二三两，候温饮之。均不宜迟。

培补药方

凡人于病后，或平日体质虚弱，皆宜培补。然培补之法，须分阴阳。阳虚者，其人每多津液，口不思水，小便频数或清长，大便稀溏，手足清冷，喜饮热汤。阴虚者，其人津液少，每欲得水滋润，小便黄短，大便干结，或有潮热。兹略选数方，以便择用。如浸药酒，或钱换作两，分换作钱，均要加蒸晒过五加皮一二两。

培补药方

加味四君汤补 治脾胃虚，口淡不知味，脚软气弱者。

党参去芦，米炒，二钱 炙芪 白术 白扁豆炒，杵

225

茯苓各一钱五分　炙草一钱

加生姜二片，大枣二枚煎。

六君子汤_补 治脾胃虚弱，不思饮食，或呕吐吞酸，或咳嗽喘促等症。

党参_{去芦，米炒，二钱}　白术_{净，炒}　茯苓　半夏各一钱五分，_制　陈皮　炙草各一钱　生姜二片　大枣二枚

如有虚火，加泡姜一钱。加藿香一钱五分，砂仁八分，名香砂六君汤。治过服凉药，以致食少作呕，或中气虚滞，恶心胀满等症。

补中益气汤_补 治劳倦伤脾，中气不足，清阳不升，体倦食少，寒热疟痢，气虚不能摄血，并外感不解等症。

党参_{去芦，米炒}　炙芪　白术各一钱五分，_{净炒}　当归一钱　升麻三分，_{蜜炙}　陈皮五分　柴胡五分　炙草一钱

加生姜二片，大枣二枚煎。如气虚下陷而脱肛者，亦宜。截久痢，须加制首乌三钱，或加乌梅二只，脾虚发肿，皮不光亮，手按成窟者，用此方去升麻服之。当归滑肠，便清则勿用。以下同。

归脾汤_补 治思虑伤脾，不能摄血，致血妄行，或健忘怔忡，惊悸盗汗，哮卧少食，或大便不调，心脾疼痛，或因病用药失宜，克伐伤脾，以致变症者。此乃培补后天第一之方。

炙芪　党参_{去芦，米炒}　白术_{净，炒}　枣仁_{即炒杵}　茯苓各一钱五分　远志_{去心五分}　当归一钱　龙眼_{净肉，六分}　木香五分　炙草六分

226

水煎。凡痢疾既久，宜用此方。或补中益气汤、十全大补汤，加乌梅二只。

参苓白术散补　治脾胃虚弱，饮食不进，或呕吐泄泻，大病后须调补者。

党参去芦，米炒　山药炒　莲仁去心，炒　白扁豆去皮，姜汁炒，各一两　白术米泔水浸，炒，一两五钱　砂仁四钱　薏米炒，七钱　白茯苓七钱　炙草六钱

共为细末，每服二三钱，米汤调下，或加姜枣煎服。

六味地黄汤补　治肾水亏损，小便淋闭，阴虚发热，自汗盗汗。此实壮水制火之方，火衰者勿服。

熟地四钱　山药二钱　萸肉　白茯苓　泽泻盐水炒　丹皮各一钱五分

加肉桂四分，北味五分，治虚火上炎，发热作渴，口舌生疮，或牙根溃烂，咽喉疼痛，寝汗焦悴等症。

左归饮补　治命门阴衰，服此以壮肾水。

熟地四钱　山药炒　枸杞各二钱　萸肉　茯苓各一钱五分　炙草一钱

如肾热骨蒸多汗者，加川地骨皮二钱。

五味子汤补　治肾水枯涸，口燥舌干。

炙芪一钱五分　党参去芦，米炒，二钱　麦冬去心，一钱五分　北味七分　炙草五分

水煎，日服三次。

四物汤补　治一切血虚营弱者。

熟地　当归各三钱　川芎一钱　白芍酒炒，二钱

水煎。加党参二钱，茯苓、白术各一钱五分，炙草一钱，名八珍汤。加生姜二片，大枣二枚煎。治气血两虚。

圣愈汤_补 治血虚心烦，睡卧不安，五心烦热。

党参_{去芦，米炒} 川芎 当归 白芍_{酒炒} 熟地 炙芪各一钱

一方无白芍，有酒炒生地一钱。

八味地黄汤_{补大热} 治命门①火衰，不能生土，以致脾胃虚寒，饮食少思，大便不实，下元冷惫，脐腹疼痛等症。

熟地四钱 山药二钱，_炒 泽泻_{盐水炒} 萸肉 茯苓 丹皮各一钱五分 肉桂_{去皮，另炖，五分} 附子一钱，_制

右归饮_{补大热} 治命门阳衰，服此以益肾火。

熟地四钱 山药_炒 杜仲_{姜汁制} 枸杞各二钱 萸肉 附子各一钱，_制 肉桂_{去皮，另炖，六分} 炙草一钱

如呕哕吞酸，加炮姜一钱。小腹多痛，加吴萸六分。带浊不止，加故纸一钱。血少血滞，腰膝软痛，加当归二钱。

加减金匮肾气丸_{补大热} 治脾肾阳虚，不能行水，小便不利，腰重脚肿，或肚腹亦胀，喘急痰盛，已成膨症。

熟地二两 山药_炒 萸肉 牛膝_{盐水炒} 泽泻_{盐水炒}

---

① 门：原作"明"，径改。

228

肉桂去净皮　丹皮　车前各五钱　附子二钱五分，制　茯苓一两五钱

炼蜜为丸，如绿豆大，每服三钱，米饮下。一方，有五加皮更效。

人参养营汤热补　治脾肺俱虚，恶寒发热，肢体困倦，食少作渴，口干心悸，自汗等症。

白芍酒炒，一钱五分　炙芪　党参去芦，米炒　当归熟地　白术净，炒　陈皮各一钱　肉桂去皮，另炖，五分　茯苓七分　远志去心，五分　北味七分　炙草一钱

加生姜二片，大枣二枚煎。

理中汤热补　治胃寒。

党参去芦，米炒　白术净炒，各二钱　干姜炒黄　炙草各一钱

加制附子一钱，治脏寒将脱之症，用以回阳。

十全大补汤温补　治气血俱虚，恶寒发热，自汗盗汗，肢体困倦，眩晕惊悸，潮热作渴，遗精白浊，大便溏泄等症。

党参去芦，米炒　白术净炒，各一钱　川芎七分　茯苓一钱　白芍酒炒，一钱　熟地二钱　当归一钱　炙草七分　炙芪一钱五分　肉桂去皮，另炖，四分　生姜二片　大枣二枚

仙传斑龙丸温补　治诸虚百损，壮精神，养气血，老人及虚弱人服之最宜。

鹿角胶　柏子仁　鹿角霜　菟丝饼　熟地黄各二两补骨脂盐水炒　白茯苓各一两

先将鹿胶溶化，各药研末，入无灰酒糊丸，如绿豆

大，每服二钱，淡盐汤或温酒下。

五味异功散补　治小儿虚弱，饮食少进者。

党参去芦，饭蒸，四钱　白术饭蒸，六钱　茯苓四钱　陈皮二钱　炙草二钱

共研极细末，每用六七分，或一钱，或一钱零，量儿大小，米汤调下，掺于粥内，亦可间日一服。此乃培补小儿平稳之方，久久服之，有益无损。惟壮健者则不必服。散要焙干入窄口磁瓶内，用蜡封固，勿令泄气。

不知医必要卷四终

出版说明

　　中医古籍文献是中医药学继承、发展、创新的源泉，然而，中医古籍文献的整理研究工作，特别是对珍本古医籍全面系统的挖掘、整理研究工作一直较为薄弱。所以，《中医药事业发展"十一五"规划》明确提出："系统开展文献整理研究，重点对500种中医药古籍文献进行整理与研究。"基于此，我社策划了"100种珍本古医籍校注集成"项目，重点筛选出学术价值、文献价值、版本价值较高的100种亟待抢救的濒危版本，珍稀版本以及中医古籍中未经整理排印的有价值的，或者有过流传但未经整理或现在已难买到的版本，进行点、校、注的工作，进而集成出版。

　　珍本古医籍整理出版是中医药继承创新的基础，是行业发展的必需。对中医古籍文献的整理出版工作既可以保存珍贵的中医典籍，又可以使前人丰富的知识财富得以充分的研究与利用，广泛流传，服务于现代临床、科研及教学工作。为了给读者呈献最优秀的中医古籍整理作品，我社组织权威的中医文献专家组成专家委员会，选编拟定出版书目；遴选文献整理者对所选古籍进行精心校勘注释；成立编辑委员会对书稿认真编辑加工、校对。希望我们辛勤的工作能够给您带来满意的古籍整理作品。

"100 种珍本古医籍校注集成"项目得到了国家中医药管理局、中国中医科学院有关领导和全国各地的古籍文献整理者的大力支持，并被列入"十二五"国家重点图书出版规划项目。该项目历时两年，所整理古医籍即将陆续与读者见面。在这套集成付梓之际，我社全体工作人员对给予项目关心、支持和帮助的所有领导、专家、学者表示最真诚的谢意。

中医古籍出版社

2012 年 3 月